Die

gerichtlich-chemischen

Untersuchungen.

Eine

praktische Anleitung für Aerzte;

entworfen

vom

Dr. C. Gusserow,

prakt. Arzte zu Berlin.

Aus dem Archiv für medizinische Erfahrung besonders abgedruckt.

Berlin, 1836.

Bei G. Reimer.

Die Auffindung der Gifte, namentlich in organischen Substanzen, gehört zu den schwierigsten Aufgaben der analytischen Chemie, und erfordert demnach neben einer allgemeinen Uebersicht in der gesammten Chemie nicht nur die genaue Kenntniss der meisten in der Chemie als Reagentien gebräuchlichen Körper, sondern auch eine nur durch praktische Uebung oder wenigstens durch öftere Anschauung zu erlangende Fertigkeit in der Anwendung der chemischen Reagentien selbst. — Wie wenig hier die ausgebreitetsten theoretischen Kenntnisse in der Chemie ohne jene technische Fertigkeit nutzen können, ist allgemein bekannt. Bei dem Zeitaufwande aber, welchen ein umfassendes Studium der Chemie erheischt, haben selten junge Aerzte mehr als eine Uebersicht, am wenigsten jene technische Fertigkeit in der Chemie sich erwerben können, und es war daher um so nöthiger, dass der Herr Geh. - Rath Dr. *Wagner* bei der Errichtung der praktischen Unterrichtsanstalt für die Staatsarzneikunde an der Berliner Universität auch besonders hierauf seine Aufmerksamkeit richtete, und

ausser der sanitäts-polizeilichen Chemie auch die gerichtliche Chemie in ihrem weiteren Umfange als ein Prakticum (möglichst für alle vorkommenden Fälle genügend) in den Bereich eben gedachter Anstalt mit aufnahm.

Ueberdies sind die meisten der diesen Gegenstand behandelnden Schriften nicht geeignet, dem Anfänger und Ungeübten in der Chemie gerade darin Anleitung zu geben, in welchem die Mehrzahl der Selbstbelehrung Suchenden einer Nachhülfe bedürfen. Entweder sind es Compilationen, welche den Gegenstand zu erschöpfen streben und deswegen nur für den gewandten Chemiker von Nutzen werden, aber den Ungeübten leicht verwirren, oder es sind nur kurze theoretische Andeutungen.

Wenn einerseits auch von einem Arzte aus mehrfachen Gründen nicht verlangt werden kann, dass er gleich einem geübten Chemiker mit vollständigem chemischen Apparat die hier in Rede stehenden chemischen Untersuchungen selbst unternehmen soll, so sollten aber doch andererseits dem Arzte und besonders jedem Physicus diejenigen Kenntnisse und technischen Fertigkeiten nicht fehlen, mit welchen es ihm jederzeit möglich werden kann, durch vorläufige Prüfungen den etwa geschöpften Verdacht auf Vergiftung noch mehr zu begründen und hiernach sogleich das Weitere s i c h e r e r veranlassen zu können. Diese vorläufigen Prüfungen, welche bei dem heutigen Stande der Chemie sehr leicht und mit dem kleinsten chemischen Apparate ausgeführt werden können, haben oft sowohl für die Erhebung, als besonders für die Entscheidung solcher gerichtlich-medizinischen Untersuchungen schon den wichtigsten Einfluss, und beugen vor, dass nicht, wie es noch zuweilen geschieht, gerichtlich medizinische Untersuchungen, weil

dergleichen Prüfungen nicht zur rechten Zeit unternommen worden waren, sehr verwickelt werden, ja sogar unentschieden bleiben müssen.

Das zweijährige Bestehen der praktischen Unterrichtsanstalt für die Staatsarzeneikunde hat es besonders gezeigt, mit welchem Eifer die Theilnehmer an demselben vorzugsweise diesen ihnen meist unbekanntern Zweig auffassen und sich darin belehren wollen. Ebenso ist auch das Bedürfniss einer fasslichen und dem Standpunkte der Theilnehmer entsprechenden Anleitung zu solchen gerichtlich chemischen Untersuchungen fühlbar gewesen. Nicht etwa, um hieraus alles hierher Gehörige zu schöpfen, sondern man entbehrte vielmehr eben so wohl für das Gesehene und zum Nachexperimentiren, als auch für den Gebrauch grösserer Werke einen Leitfaden. — So entstanden nun, zunächst für die Theilnehmer der Anstalt, nachstehende Blätter, deren Brauchbarkeit sich schon bewährt hat, und welche ich, dazu aufgefordert, weil sie auch Anderen in vorkommenden Fällen Nutzen gewähren könnten, hiermit dem ärztlichen Publicum übergebe. Welche Zwecke nun mit dieser kleinen Zusammenstellung erfüllt werden sollen, geht aus dem Vorstehenden hinlänglich hervor. Es konnten demnach auch nur die am häufigsten in der gerichtlichen Chemie als Gifte vorkommenden Körper abgehandelt und wiederum nur die gebräuchlichen Methoden ihrer Auffindung angegeben werden. Indessen werden auch diese meist für alle Fälle ausreichen oder doch den Uebergang zu anderen oft complicirten, aber darum nicht sicherern Methoden sehr erleichtern.

Die am häufigsten vorkommenden Gifte sind ihrer Natur nach metallische, und das hier vorzugsweise in Betracht kommende Reagenz ist das Schwe-

felwasserstoffgas, welches mit den meisten Metallen unter gewissen Bedingungen farbige Niederschläge (Schwefelmetalle) erzeugt. Die verschiedenen Farben, vorzüglich das Verhalten der erhaltenen Schwefelmetalle zu mässig verdünnten Säuren und Schwefel-Alkalien, dient zur näheren Erkenntniss und Unterscheidung eines oder mehrerer in einer Flüssigkeit enthaltenen Metalle.

So untrüglich und unentbehrlich einerseits auch die Anwendung des Schwefelwasserstoffes ist, so ist doch andererseits diese Untrüglichkeit nur in der richtigen Anwendung desselben begründet, und die Nichtbeachtung der von Theorie und Praxis dabei vorgeschriebenen Regeln wird, wie man es nicht selten findet, jederzeit den erhaltenen Resultaten, welche doch die fernere Wahl anderer Reagentien bestimmen sollen, höchstens nur einen bedingten, oft gar keinen Werth beilegen.

Die mit der Anwendung des Schwefelwasserstoff-Gases und des Schwefelwasserstoff-Ammoniaks verbundenen Kautelen, welche ihres Einflusses wegen leicht Verwirrung veranlassen, finden in folgenden Sätzen ihre Erklärung. Alle Metalle, vorzugsweise die hier in Betracht kommenden, lassen sich für den Gebrauch des Schwefelwasserstoff-Gases und des Schwefelwasserstoff-Ammoniaks unter 3 Abtheilungen bringen, und zwar:

1. Metalle, welche in ihrer Verbindung mit Schwefel von verdünnten Säuren aufgelöst, aber von Schwefel-Alkalien nicht aufgelöst werden.

Hieraus folgt, dass die Oxyde dieser Metalle aus ihren sauer gemachten Auflösungen durch Schwefelwasserstoffgas nicht gefällt werden können. Selbst die neutralen Auflösungen dieser Metalloxyde blei-

ben fast durchgängig von dem Schwefelwasserstoff-Gas unverändert, weil hier die Säure überwiegender als Schwefelwasserstoff-Gas wirkt. Daher können diese Metalloxyde nur aus neutralen Auflösungen durch Schwefelalkalien (z. B. Schwefelwasserstoff-Ammoniak) als Schwefelmetalle gefällt werden, wie z. B. die Auflösungen des Zinkoxyds, Kobaltoxyds, des Eisenoxyduls und Eisenoxyds. Die grössere Zahl der zu dieser Abtheilung gehörenden Metalloxyde sind die Alkalien und Erden, deren Schwefelverbindungen aber mehr oder weniger vom Wasser aufgelöst werden, und welche ohnehin höchst selten zu gerichtlich-chemischen Untersuchungen Veranlassung geben.

2. Metalle, welche in Verbindung mit Schwefel von verdünnten Säuren nicht aufgelöst, wohl aber von Schwefelalkalien aufgelöst werden.

Dem zufolge können die Oxyde dieser Metalle nur aus ihren sauer gemachten Auflösungen mit Schwefelwasserstoff-Gas gefällt werden. Die so gefällten Schwefelmetalle sind aber in Schwefel-Alkalien (z. B. Schwefelwasserstoff-Ammoniak) und Alkalien auflöslich; daher wird auch die Fällung der hierher gehörenden Metalloxyde durch Schwefelwasserstoffgas, wenn Schwefelalkalien und Alkalien gegenwärtig sind, verhindert. Vornehmlich gehören hierher die Oxyde des Arsenikmetalls, des Antimons u. s. w.

3. Endlich Metalle, welche, mit Schwefel verbunden, weder von Säuren, noch von Schwefelalkalien aufgelöst werden.

Die Oxyde dieser Metalle können daher auch unter allen Verhältnissen, gleich viel, ob mit Schwefelwasserstoffgas, oder mit Schwefelwasserstoff-Ammoniak

aus ihren Auflösungen als Schwefelmetalle gefällt werden. Es sind hier besonders zu erwähnen: Bleioxyd, die Kupferoxyde, die Quecksilberoxyde, Silberoxyd, Kadmiumoxyd etc.

Aus diesem Verhalten der Schwefelmetalle ergiebt sich dann auch leicht die regelrechte Anwendung des Schwefelwasserstoffgases bei der Prüfung jeder Flüssigkeit, gleich viel, ob sie ein Metall, oder zugleich mehrere Metalle enthält.

a. Zunächst muss die Flüssigkeit mit einigen Tropfen einer Säure (am besten Salzsäure, falls sie nicht schon selbst einen Niederschlag bewirkt, oder verdünnter Salpetersäure) sauer gemacht werden, und dann leitet man so lange einen mässigen Strom von Schwefelwasserstoffgas *), oder setzt so lange Schwefelwasserstoffwasser hinzu, als noch ein Niederschlag erfolgt.

Hierbei müssen nun alle diejenigen Metalloxyde als Schwefelmetalle gefällt werden, welche zur zweiten und dritten Abtheilung gehören. Es konnten aber die zur ersten Abtheilung gehörenden Metalle nicht gefällt werden.

b. Dieser bei *a.* erhaltene Niederschlag wird nun durch Filtriren von der überstehenden angesäuerten Flüssigkeit gesondert, und diese klar abfiltrirte Flüs-

---

*) Die Anwendung des Gases ist jedenfalls vorzuziehen, einestheils, weil die Aqua hydrothionica leicht verdirbt und oft unnöthig das Volumen der Flussigkeit sehr vergrössert, anderentheils aus einer sehr kleinen Entwicklungsflasche, z. B. Opodeldocglas mit Schwefeleisen (ʒß—ʒj) und reiner, massig verdünnter Salzsaure (℥ß—℥j) jederzeit das Schwefelwasserstoffgas sehr leicht entwickelt werden kann. Alle zu gerichtlich-chemischen Untersuchungen nöthigen kleinen Vorrichtungen, nebst kleinen und grösseren Reagentienapparaten, sind hier in Berlin bei *Luhme et Comp.* vorräthig und billig zu haben.

sigkeit mit einigen Tropfen verdünnter Kalilauge neutralisirt. War nun in dieser Flüssigkeit noch ein Metalloxyd aus der ersten Abtheilung enthalten, so wird schon hierdurch, weil in derselben noch Schwefelwasserstoff genug vorhanden ist, ein Niederschlag entstehen. In derselben Art verfährt man, falls überhaupt bei *a.* nach Verlauf einiger Zeit keine merkliche Trübung oder Niederschlag erfolgt ist. Auch kann man der Sicherheit wegen dann noch Schwefelwasserstoff-Ammoniak hinzusetzen. Letzteren zu diesem Zwecke gleich anzuwenden, kann leicht zu Täuschungen Anlass geben, weil freie Säuren oft aus den nicht immer gleich zusammengesetzten Schwefelwasserstoff-Ammoniakliquor Schwefel praecipitiren.

c. Endlich übergiesst man den bei *a.* erhaltenen, auf einem Filtrum gesammelten und ausgesüssten Niederschlag mit erwärmtem Schwefelwasserstoff-Ammoniakliquor, welcher während des Durchlaufens, falls der Niederschlag aus Schwefelmetallen der zweiten und dritten Abtheilung bestand, die Schwefelmetalle der zweiten Abtheilung auflösen wird. Sicherer wird man hier bei einer nur qualitativen Untersuchung die abgelaufene Flüssigkeit wiederholentlich auf das Filtrum zurückgiessen können. In dieser hier abgelaufenen Flüssigkeit wird eine in Ueberschuss hinzugesetzte Säure, welche das Auflösungsmittel (Schwefelwasserstoff-Ammoniak) zersetzt, das etwa darin enthaltene Schwefelmetall der ersten Abtheilung, z. B. Schwefelarsenik, Schwefelantimon, ausscheiden.

Man sieht leicht ein, dass sehr häufig die weitern Versuche (*b* und *c*) erspart werden können, wenn gleich im Anfange ein Theil des bei *a* erhaltenen Niederschlages noch in der Flüssigkeit mit Schwefelwasserstoff-Ammoniak versetzt wird. Verschwindet hierauf der Niederschlag wieder, so bestand der Nie-

derschlag nur aus Schwefelmetallen der zweiten Abtheilung, und die Auflösung enthielt auch nicht Metalloxyde der ersten Abtheilung.

Durch diese Prüfung einer Flüssigkeit mit Schwefelwasserstoff-Gas und durch das verschiedene Verhalten (z. B. Farbe) der dabei erhaltenen Niederschläge können also metallische Beimischungen schon in so weit näher bezeichnet werden, dass die Wahl gewisser anderer Reagentien, welche hierdurch schon bestimmt wird, die Erkennung der Metalle nicht mehr zweifelhaft machen kann.

Zeigt sich aber bei diesem Verfahren mit Schwefelwasserstoff-Gas und Schwefelwasserstoff-Ammoniakliquor kein Niederschlag, so ist mit Bestimmtheit die Gegenwart eines, auch in sehr kleinen Quantitäten schon schädlichen, Metalles nicht anzunehmen, wenn nämlich nicht die Gegenwart organischer Stoffe, welche schon an sich oder doch durch die davon herrührende Farbe Untersuchungen der Art erschweren und leicht Täuschungen veranlassen können, hierüber noch einige Zweifel übrig lässt. Letzterer Umstand macht es nöthig, dass oft Flüssigkeiten vor Anstellung obiger Versuche eine besondere Vorbereitung erfordern.

Dieses und andere bei chemico-legalen Untersuchungen wichtig erscheinende Umstände hier im Allgemeinen voran zu schicken, wird dem Zwecke dieser Arbeit sehr förderlich sein.

Der chemico-legalen Untersuchung muss die mechanische Aufsuchung, so weit sie möglich ist, und das Sammeln aller verdächtigen Substanzen vorangehen. Nicht nur die Eingeweide des Verstorbenen, vorzugsweise die Speiseröhre, der Magen und der obere Theil des Darmkanals, müssen zur Untersuchung gestellt werden, sondern auch alle verdächtigen Ge-

fässe, in welchen das genommene Gift vielleicht enthalten war. Das Ausgebrochene, in einigen Fällen sogar die Sedes, müssen sorgfältig gesammelt und der Prüfung unterworfen werden. Die Vorsicht, alles Verdächtige einer Untersuchung zu unterwerfen, wird sich besonders in den Fällen als durchaus nöthig erweisen, in welchen das genommene Gift entweder gar nicht, oder doch erst später den Tod veranlasst.

Ist die Masse einer verdächtigen Flüssigkeit sehr gross, so ist es oft erforderlich, dieselbe vorsichtig im Dampfbade abzurauchen.

Ist eine verdächtige Flüssigkeit trübe oder hat dieselbe einen Bodensatz, dann wird zuvor das Flüssige von dem Bodensatze durch Filtriren getrennt und beides für sich geprüft. Von dergleichen Bodensätzen, überhaupt von mehr consistenten oder festeren Substanzen muss eine kleine Portion mit Wasser, eine andere, wenn es nöthig ist, mit Säuren behandelt und zwar nach Umständen bald digerirt, bald gekocht werden. Die wässrige und die mit Säure bewirkte Ausziehung der verdächtigen Substanzen werden nun zunächst mit Schwefelwasserstoffgas nach dem oben angegebenen Verfahren, jede einzeln, geprüft. Die hierbei erhaltenen Resultate geben dann die Anleitung zu der Anwendung gewisser anderer Reagentien. Vorher muss man sich aber durch Gefühl und Gesicht überzeugen, ob nicht einzelne unlösliche Theile, welche als etwas besonderes Fremdartiges sich erkennen lassen, in der zu untersuchenden Substanz vorhanden sind, weil diese oft das genommene Gift als solches in seiner Integrität schon durch eine vorläufige Prüfung wahrnehmen lassen, z. B. beim Arsenik. —

Sind die zu untersuchenden Flüssigkeiten von organischen Stoffen gefärbt, so können Chlorgas und

Thierkohle, obgleich nicht immer ohne Nachtheil, zur Entfärbung benutzt werden. Die Kohle z. B. nimmt in ihren Poren mit dem Farbestoff zugleich auch kleine Quantitäten gewisser Metalloxyde leicht mit auf und entzieht diese der Einwirkung anderer Mittel. Ist die Menge der organischen Stoffe zu gross, verhindern oder verandern sie überhaupt die Resultate der Prüfungen, so kann auf verschiedenem Wege diesem Uebelstande abgeholfen werden. So muss unter Anderm versucht werden, ob Auflösungsmittel, z. B. Wasser, Alkohol, Säure, Kalilösung, die giftige Substanz dergestalt von den organischen Stoffen zu trennen vermögen, dass ihrer Entdeckung kein Hinderniss im Wege steht. Die Art der verdächtigen Stoffe und der mit ihnen gemischten giftigen Substanz müssen die Wahl der Auflösungsmittel bestimmen. Hierzu ist denn auch nicht selten vorsichtiges Abdampfen der zu untersuchenden Stoffe bis zur Trockniss, so weit es thunlich ist, erforderlich. Auch wird oft, die mehr oder weniger vollständige Zersetzung und Zerstörung der organischen Stoffe nöthig. Dieses kann geschehen entweder durch Verkohlung beim Glühfeuer, oder durch trockene Destillation bis zur Verkohlung in einer Retorte mit passender Vorlage. Letzteres ist angezeigt, entweder, wenn die mit den organischen Stoffen gemischten metallischen Verbindungen bei offenem Glühfeuer sich verflüchtigen, oder, falls nur Spuren nicht flüchtiger Metallverbindungen vorhanden sind, wenn diese mit fortgerissen und verloren gehen können; obgleich auch häufig durch vorsichtige Verkohlung die, mit vielen organischen Stoffen gemischten, nicht flüchtigen Metallverbindungen auf einen kleineren Raum zusammengebracht werden müssen. Gewöhnlich werden aber diese eben genannten Verkohlungsprozesse

mit Zusatz gewisser Körper, z. B. Alkalien, um gleichzeitig die Zersetzung der metallischen Beimischungen zu bewirken, vorgenommen.

Bei der Wichtigkeit der chemico-legalen Untersuchungen ist es sehr zu empfehlen, auch diejenigen während der Untersuchung erhaltenen Flüssigkeiten, ebenso die Niederschläge, in welchen wahrscheinlich das Gift als nicht vorhanden gedacht werden kann, dennoch nicht fortzuwerfen, sondern sie gut bezeichnet zurückzustellen, weil nicht selten bei einer geringen Menge des aufzufindenden Giftes letzteres unter vorher nicht beachteten Umständen darin noch enthalten sein kann. Zuweilen ergiebt sich nämlich erst im Verlaufe der Untersuchung, dass durch die Gegenwart gewisser anderer Körper die vorher angestellten Prüfungen dem Zwecke nicht entsprechen konnten; z. B. verhindern viele organische Körper die Fällung einiger Metalle aus ihren Auflösungen mittelst Alkalien und Schwefelwasserstoffgas, wenn nur sehr geringe Quantitäten metallischer Beimischungen darin enthalten sind. So macht oft eine verhältnissmässige grössere Quantität eines Ammoniaksalzes, welches entweder schon vorher darin enthalten war, oder erst bei der Prüfung in Folge des gebrauchten Ammoniakliquors sich darin gebildet hatte, die Resultate gewisser Reagentien unsicher u. s. w.

Bei der nun folgenden Abhandlung der einzelnen Gifte sollen zunächst nur die gebräuchlichsten und bewährtesten Reagentien aufgeführt werden, wobei aber zu bemerken ist, dass dieselben selbst von allen fremden Beimischungen durchaus frei sein müssen. Dahingegen wird in der ausführlichen Beschreibung derjenigen Verfahren, welche Behufs des richterlichen Zweckes zur Auffindung der resp. Gifte gewöhnlich angewendet werden, jener im Vorstehen-

den nur im Allgemeinen angeführten Cautelen noch besonders gedacht werden.

Weisser Arsenik (arsenichte Säure).

Reagentien. *a.* Schwefelwasserstoff-Gas. Gelber Niederschlag (Schwefelarsenik), löslich in Schwefelwasserstoff - Ammoniak. Salzsäure und Erwärmung des Niederschlages befördert das Fällen des entstandenen Schwefelarseniks.

Zinnsalze und Kadmiumsalze, geben ebenfalls einen gelben Niederschlag. Schwefelzinn wird von Schwefelwasserstoff-Ammoniak aufgelöst; Schwefelkadmium lösst sich aber darin nicht auf. In ihrem übrigen Verhalten sind die Zinn- und Kadmiumverbindungen aber leicht vom Arsenik zu unterscheiden.

b. Neutrale schwefelsaure Kupferoxyd-Auflösung, besser eine Auflösung des schwefelsauren Kupferoxyd-Ammoniaks. Zeisiggrüner Niederschlag (arsenichtsaures Kupferoxyd) in freien Säuren und überschüssigem Ammoniak oder Ammoniaksalze auflöslich, daher diese auch die Fällung verhindern können.

Apfelsäure, ebenso Absude von ungebranntem Kaffee, Thee, Zwiebeln &c. geben damit einen ähnlich gefärbten Niederschlag.

c. Salpetersaures Silberoxyd einen gelben Niederschlag (arsenichsaures Silberoxyd), der in freien Säuren schon in Essigsäure löslich ist. Deshalb muss die zu untersuchende Flüssigkeit neutral sein, und mit diesem Reagens gleichzeitig etwas Ammoniak angewendet werden, damit die Salpetersäure des salpetersauren Silberoxyds davon aufgenommen wird. Salz-

säure und deren Verbindungen, z. B. Kochsalz, erzeugt Chlorsilber, welches bei der Anwendung dieses Reagens eine kleine Quantität von arsenichsaurem Silberoxyd einhüllen kann. Die Gegenwart von Phosphorsäure und deren Salze, welche in den Verdauungsorganen und anderen organischen Stoffen leicht enthalten sein können, erzeugen mit dem salpetersauren Silberoxyd einen ähnlichen gelben, aber mehr käsigen Niederschlag, welcher in Essigsäure nicht auflöslich ist.

d. Kalkwasser. Weisser Niederschlag (arsenichtsaurer Kalk), in freien Säuren und Ammoniaksalzen auflöslich. Selbst die arsenichte Säure löst denselben auf, daher immer Kalkwasser bis zur alkalischen Reaction zugesetzt werden muss. Auch Kalk giebt mit vielen (anorganischen nnd organischen) Säuren weisse Niederschläge. Die übrigen Reagentien auf Arsenik, z. B. Kobaltsolution, mineralisches Chameleon, Eisenoxydauflösung u. s. w. geben meistens noch unsichere und trüglichere Resultate. Arsenik in Substanz giebt, auf einer Kohle vor dem Löthrohre erhitzt, indem es sich dabei zu Arsenikmetall reducirt, den eigenthümlichen, knoblauchartigen Arsenikgeruch; in einer Glasröhre mit Kohlenstückchen vorsichtig geglüht, einen Metallspiegel, welcher beim Erhitzen und Verflüchtigen den Knoblauchsgeruch erkennen lässt.

Reduction des Arseniks.

Einige organische Stoffe geben, wie schon aus dem Obigen hervorgeht, mit den angeführten und anderen Reagentien ganz ähnliche Resultate, wie die arsenichte Säure, andere verändern wieder die Reaction der arsenichten Säure und ihrer Verbindungen in einem hohen Grade. Aus diesen angeführten Gründen kön-

nen auch bei chemico-legalen Untersuchungen alle Versuche, auf nassem Wege die Gegenwart des Arseniks darzuthun, keinesweges genügen, vielmehr kann allein die bewirkte Reduction des gefundenen Arseniks, oder einer der auf nassem Wege erhaltenen Arsenikverbindungen jeden Zweifel beseitigen.

Reduction der arsenichten Säure.

Vorgefundener Arsenik in Substanz, sogar die kleinsten Mengen desselben können in einer an einem Ende etwas ausgezogenen und zugeschmolzenen Glasröhre reducirt werden. Das Verfahren hierbei ist folgendes: In die Spitze (*a*) der Glasröhre bringt man die kleine Menge Arsenik; darauf schiebt man Spliter von einer frisch geglühten Kohle in den mit (*b. c.*) bezeichneten Theil der Glasröhre. Hierauf erhitzt man mit einer Spiritusflamme zuerst die Stelle (*b. c.*) der Glasröhre bis zum Glühen des Kohlensplitters; dann neigt man die Röhre dergestalt, dass auch die Spitze (*a.*) in die Flamme kommt und die Dämpfe der arsenichten Säure über die glühenden Kohlen streichen müssen. Hierbei wird das Arsenik reducirt und legt sich in den kälteren Theil der Röhre als Metallspiegel an. Bei kleinen Mengen erhält man nur einen schwarzen Anflug, der sich aber leicht durch die Löthrohrflamme zu einem schmalen Ringe von metallischem Arsenik zusammentreiben lässt. Man schneidet nun vor dem Metallspiegel die Spitze der Röhre ab, und prüft durch Erhitzen, ob die Entwicklung des knoblauchartigen Geruchs den erhaltenen Metallspiegel als metallisches Arsenik noch bestimmter nachweist. Ausserdem wird die Reduction nach Umständen entweder mit der arsenichtsauren Kalkerde, oder mit dem Schwefelarsenik vorgenommen.

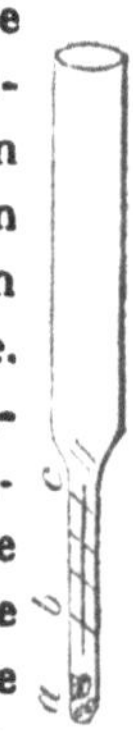

Re-

Reduction aus arsenichtsaurer Kalkerde.

Die sorgfältig auf einem kleinen Filtrum gesammelte und gut getrocknete arsenichtsaure Kalkerde wird, mit etwa gleichen Theilen Borsäure und dem dreifachen frisch geglühten gröblichen Kohlenpulver gemischt, in eine an einem Ende kugelförmig ausgeblasene Glasröhre geschüttet, und der obere Theil der Glasröhre mit einem Federbart gereinigt. Hierauf erhitzt man die Kugel der Glasröhre allmählig bis zum Glühen; die Röhre muss dabei der sich entwickelnden Wasserdämpfe wegen fast horizontal gehalten werden. Das reducirte Arsenikmetall legt sich dann in den oberen kalten Theil der Röhre an.

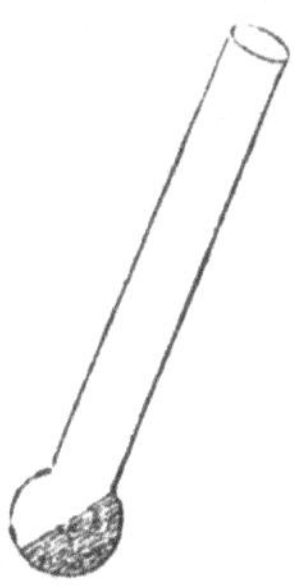

Dem Uebelstande, dass hier bei nicht vorsichtigem Erhitzen das Kohlenpulver mit fortgerissen wird und die Röhre beschmutzt, entgeht man, wenn die arsenichtsaure Kalkerde mit oxalsaurer Kalkerde gemischt und geglüht wird. Letztere reduzirt auf dieselbe Weise, wie das Kohlenpulver, die arsenichtsaure Kalkerde.

Reduction aus dem Schwefelarsenik.

Von den verschiedenen Methoden, das Arsenikmetall aus dem Schwefelarsenik zu erhalten, ist die zuerst von *Berzelius* empfohlene mittelst Wasserstoffgas allen übrigen vorzuziehen und für die kleinsten Mengen des Schwefelarseniks anwendbar. Hierzu wird das Schwefelarsenik auf einem sehr kleinen Filtrum gesammelt und auf demselben getrocknet. Das von dem Filtrum möglichst getrennte Schwefelarsenik wird darauf mit überschüssigem kohlensaurem Natron gemengt und wie bei Löthrohrproben mit wenigem Wasser zu einem festem Teige geknetet. Gewehnlich kommen nur kleine Mengen zur Reduction; damit nun diese nicht

verschüttet und nicht zu sehr ausgebreitet werden, so muss die angefeuchtete Masse erst in eine dünne, 1—2 Zoll lange Glasröhre, *b. c.*, dann das Ganze in eine etwas weitere und längere, in der Mitte ausgezogene Glasröhre *a. d.* gebracht werden. Beide Glasröhren können an den Ausgangsenden verhältnissmässig ausgezogen sein. Hierauf verbindet man diese Vorrichtung bei *a.* mit einem Apparat zur Entwicklung von trockenem Wasserstoffgase. Ist nun die ganze Vorrichtung mit Wasserstoffgas, welches auf die gewöhnliche Weise über Chlorcalcium streicht und vollständig entwässert ist, angefüllt, dann erwärmt man die Stelle der Glasröhren bei *c.*, wo das Gemenge liegt, sehr gelinde, um es auszutrocknen. Ist letzteres geschehen, so muss nun bei fortdauerndem langsamem Durchströmen des Wasserstoffgases die Erhitzung bei *c.* rasch und stark bewirkt werden, damit nicht Schwefelarsenik unzersetzt sich sublimirt. Das Wasserstoffgas reducirt hierbei in dem während der Erhitzung entstandenen arsenichtschwefelichten Natron das Arsenik, welches sich dann bei *d.* als Metallspiegel anlegt.

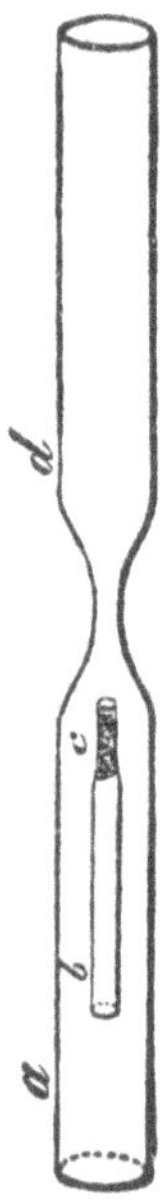

Die Reduction des Schwefelarseniks mittelst Wasserstoffgas erfordert freilich einige Uebung, indessen ist diese bei allen übrigen Verfahren nicht weniger nöthig, und da die ganze Vorrichtung, dazu zusammengestellt, käuflich zu erhalten ist, so können mit der grössten Leichtigkeit dergleichen Versuche sehr bald und wiederholentlich angestellt werden.

Verfahren bei der Prüfung einer verdächtigen Substanz auf Arsenik.

Ist eine klare Flüssigkeit zu untersuchen, dann werden obige Reagentien nach Vorschrift angewendet.

Lassen die dabei erhaltenen Resultate auf Arsenik schliessen, so muss eins der oben beschriebenen Reductionsverfahren ausgeführt werden und die Gegenwart des Arseniks in der Flüssigkeit constatiren. Sind feste Substanzen, Bodensätze, z. B. Speisen, der Magen, Darm und ihr Inhalt zu prüfen, so verfährt man auf folgende Weise.

a. Körner, Stückchen, welche darin verdächtig erscheinen, werden vorher gesammelt, theils vor dem Löthrohr geprüft, theils mit Wasser und mit verdünnter Salzsäure gekocht, und beide Flüssigkeiten mit den üblichen Reagentien auf Arsenik geprüft. Auch kann man eine dritte Auflösung mit Kaliliquor veranstalten und das überschüssige Kali mittelst verdünnter Salzsäure oder Salpetersäure neutralisiren und die filtrirte Lösung auf Arsenik p ü en. Hat diese Prüfung arsenichte Säure in Substanz erkennen lassen, so kann diese sofort nach dem oben angegebenen Verfahren educirt werden.

b. Sind dergleichen Körner und Stückchen nicht aufzufinden, haben aber vorläufige Versuche die Gegenwart des Arseniks angedeutet (z. B. wenn ein Theil der verdächtigen Substanz mit Salzsäure, ein anderer mit Wasser erwärmt, in beiden Fällen die etwa stattgehabte Auflösung von dem Unlöslichen durch ein Filtrum geschieden und endlich mit den üblichen Reagentien auf Metalle und so fort geprüft worden ist), so werden der Magen, Darm und Contenta derselben, ebenso andere organische Substanzen, vorher nach Erforderniss zerschnitten, zerrieben oder zerstossen, mit einer hinreichenden Menge Wasser, zu welchem man je nach der Masse der zu untersuchenden Substanzen 1 bis 4 Quentchen Kali setzt, in einer Porzellanschaale gekocht. Nach dem Kochen drückt man die Flüssigkeit durch ein Tuch und kocht

das Rückständige noch einmal aus. Hierdurch wird alle arsenichte Säure, ausserdem aber auch ein grosser Theil der organischen Substanz aufgelöst. Dann wird die Auflösung erwärmt und mit verdünnter Salzsäure bis zur leichten Röthung des Lackmuspapiers versetzt und nach dem Erkalten von den nun wieder ausgeschiedenen organischen Substanzen filtrirt. Mit einem kleinen Theile dieser filtrirten Flüssigkeit müssen nun die Versuche mit den obigen Reagentien auf Arsenik wiederholt werden.

c. Bestätigen die bei *a.* und *b.* erhaltenen Resultate die Gegenwart des Arseniks, so muss entweder eine grössere Menge der bei *b.* erhaltenen Auflösung, oder, im Falle nur eine kleinere Portion davon vorhanden ist, das Ganze derselben zur Darstellung von arsenichtsaurer Kalkerde mittelst Kalkwassers, oder zur Darstellung von Schwefelarsenik mittelst Schwefelwasserstoffgases verwendet, und aus dem einen oder dem andern nach dem oben beschriebenen Verfahren das Arsenikmetall dargestellt werden.

Zur Bereitung der arsenichtsauren Kalkerde muss aber zuvor die bei *b.* erhaltene saure Auflösung der arsenichten Säure vorsichtig mit kohlensaurem Kali bis zur kaum bemerkbaren Röthung des Lackmuspapiers versetzt, dann zu dieser klaren Flüssigkeit Kalkwasser im Uebermaass hinzugesetzt und das Ganze vor dem Filtriren gekocht werden. Zur Darstellung des Schwefelarseniks leitet man ohne Weiteres durch die bei *b.* erhaltene saure Auflösung Schwefelwasserstoffgas. Diese Flüssigkeit bleibt aber bis zur völligen Absetzung des gebildeten Schwefelarseniks stehen, und das Schwefelarsenik wird dann auf einem möglichst kleinen Filtrum gesammelt und ausgesüsst.

Quecksilberpräparate.

Die Vergiftungen mittelst Quecksilberverbindungen sind gewöhnlich zufallige, und werden entweder durch Quecksilberoxyd-Salze, wozu namentlich auch das Quecksilberchlorid (salzsaures Quecksilberoxyd) gehört, oder durch Quecksilberoxydulsalze hervorgebracht.

A. Reagentien auf die Auflösungen von Quecksilberoxydsalzen.

a. Schwefelwasserstoffgas erzeugt in sauren Quecksilberoxyd-Auflösungen zuerst einen weissen Niederschlag; später, nachdem mehr Schwefelwasserstoff eingewirkt hat, entsteht ein schwarzer Niederschlag, unlöslich in Schwefelammoniak und kaustischem Ammoniak, aber in kaustischem Kali löslich.

b. Schwefelwasserstoffammoniak verhält sich dem Vorhergehenden ganz ähnlich.

c. Kaustisches Kali oder Kalkwasser im Ueberschuss hinzugesetzt, geben einen gelben Niederschlag. Wenn nur wenig Kali angewendet wird, so kann ein brauner Niederschlag entstehen. Ist dagegen gleichzeitig Ammoniak oder irgend ein Ammoniaksalz zugegen, so fällt ein weisses Pulver zu Boden.

d. Ammoniak oder kohlensaures Ammoniak bewirken einen weissen, in überschüssigem Ammoniak unlöslichen Niederschlag.

c. Einfach kohlensaures Kali erzeugt einen rothbraunen Niederschlag. Enthält aber die Auflösung des Quecksilberoxydsalzes ein Ammoniaksalz (z. B. Salmiak), so entsteht durch kohlensaures Kali ein weisser Niederschlag.

f. Kaliumeisencyanür (blausaures Eisenkali)

erzeugt einen weissen Niederschlag, der durch längeres Stehen, indem sich Berlinerblau bildet, blau wird.

g. Chromsaures Kali bewirkt einen gelbrohen Niederschlag.

h. Die Auflösung eines Quecksilberoxydsalzes auf blankes Kupferblech getröpfelt und nach einiger Zeit mit Papier abgerieben, hinterlässt eine scheinbare Versilberung, die durch Glühen wieder verschwindet.

B. Reagentien auf Auflösungen der Quecksilberoxydulsalze.

a. Schwefelwasserstoffgas oder Schwefelwasserstoffammoniak bewirken sogleich einen schwarzen Niederschlag, der in Schwefelwasserstoffammoniak nicht auflöslich ist, von aufgelöstem Kali nur theilweise aufgelöst wird.

b. Kali, Ammoniak, Kalkwasser bewirken einen schwarzen Niederschlag, welcher im Uebermaass des angewandten Fällungsmittels unlöslich ist.

c. Einfach kohlensaures Kali erzeugt einen schmutzig gelben Niederschlag, der durch Kochen schwarz wird.

d. Kohlensaures Ammoniak bringt in geringer Menge einen grauen, in grösserer Menge einen schwarzen Niederschlag hervor.

e. Kaliumeisencyanür erzeugt einen weissen gelatinösen Niederschlag.

f. Salzsäure, überhaupt Chlorverbindungen bewirken einen weissen Niederschlag, der durch Ammoniak schwarz wird und sich hierdurh von Chlorsilber unterscheidet.

g. Auflösungen von Quecksilberoxydulsalzen, auf blankes Kupfer getröpfelt, verhalten sich eben so, wie die der Quecksilberoxydsalze.

Alle Quecksilbersalze werden, wenn man sie mit trockener Soda mengt und in einer an einem Ende zugeschmolzenen Glasröhre durch die Löthrohrflamme glüht, leicht zersetzt; es sublimirt dabei Quecksilber als ein grauer Anflug, welcher durch Berührung mit einem Glasstäbchen Quecksilberkügelchen erkennen lässt. Auf dieselbe Weise kann auch Schwefelquecksilber (z. B. der durch Schwefelwasserstoffgas erhaltene Niederschlag) zersetzt und näher geprüft werden.

So leicht auch bei der Menge von Reagentien auf Quecksilberverbindungen die Auffindung der letzteren in solchen Flüssigkeiten wird, welche frei von organischen Stoffen sind, so kann doch die Gegenwart organischer Stoffe, namentlich solcher, welche sich unzersetzt nicht verflüchtigen lassen, die Reactionen dergestalt verändern, dass nur wenige der angeführten Reagentien mit einiger Wahrscheinlichkeit die Beimischungen von Quecksilberverbindungen anzeigen.

In Flüssigkeiten, welche organische Stoffe und nur eine geringe Menge einer Auflösung von einem Quecksilberoxydsalze oder Quecksilberchlorid enthalten, erzeugen z. B. häufig die Auflösungen des Kali's und des kohlensauren Kali's sogleich keinen Niederschlag, sondern erst nach längerem Stehen; enthält aber die Flüssigkeit eine grössere Quantität des Quecksilberoxydes, dann entsteht sogleich ein Niederschlag, welcher in beiden Fallen dunkel gefärbt, allmählig dunkeler, zuletzt schwarz, beim Erwärmen sogleich schwarz wird und zum grössten Theil aus fein zertheiltem regulinischem Quecksilber besteht.

In von organischen Stoffen sehr gefärbten Flüssigkeiten, welche gleichzeitig Quecksilber enthalten, bewirken die Auflösungen von Kali sehr verschieden dunkel gefärbte Niederschläge.

Eiweiss giebt mit Quecksilberchlorid eine in

Wasser unlösliche Verbindung, die von Kali und Ammoniak-Liquor aufgelöst wird, aber, mit Kaliliquor gekocht, ebenfalls einen schwarzen Bodensatz liefert. Quecksilberchlorid, mit Eiweiss in Kali gelöst, wird durch Schwefelwasserstoffgas und Schwefelwasserstoffammoniak nicht gefällt; war aber das Quecksilberchlorid mit Eiweiss in Ammoniak aufgelöst, dann bildet sich dadurch Schwefelquecksilber, welches indessen sehr schwer zu Boden sinkt.

In den meisten Fällen erzeugt zwar Schwefelwasserstoffgas und Schwefelwasserstoffammoniak in den Quecksilberoxydauflösungen, wenn diese auch organische Stoffe enthalten, Schwefelquecksilber, indessen ist dieser Prüfung sehr häufig zweierlei entgegen: Entweder sind die Auflösungen durch organische Stoffe sehr dunkel gefärbt und lassen eine geringe Menge des Schwefelquecksilbers schwer erkennen, oder das entstandene Quecksilber senkt sich aus den mit organischen Substanzen gemischten Auflösungen so schwer zu Boden, dass es nicht möglich wird, eine kleinere Portion davon auf dem Filter zu sammeln und vor dem Löthrohr zu prüfen. In allen den Fällen aber, in welchen andere Reagentien auf Quecksilberverbindungen unsichere oder keine Resultate gewähren, wird blank polirtes Kupferblech, in die fragliche Flüssigkeit gestellt, auch die kleinsten Mengen von Quecksilbersalzen nachweisen. Nach einiger Zeit bedeckt sich nämlich das Kupferblech mit einem grauen Ueberzuge, der, mit Papier gerieben, eine scheinbare Versilberung hervorbringt, welche durch geringes Erhitzen wieder verschwindet. War die Menge des aufgelösten Quecksilbers ausserordentlich gering, so wird diese Versilberung sehr undeutlich, weil die Kupferfarbe durchscheint; indessen wird auch hier durch Erhitzen einzelner Stellen des Kupferbleches und durch die da-

bei wieder erscheinende reine Kupferfarbe die Gegenwart des Quecksilbers noch mehr bestätigt werden können.

Bei diesem Verhalten der Quecksilberauflösungen, wenn sie mit organischen, besonders animalischen Stoffen gemischt vorkommen, und wenn die nach gewöhnlicher Art angestellten Prüfungen keine genügenden Resultate liefern, wird man ausser den mit Wasser und Salpetersäure gemachten Ausziehungen der verdächtigen Substanzen noch eine dritte mit Ammoniakliquor veranstalten müssen. Da Kali, im Ueberschusse zugesetzt, gleichzeitig den grössten Theil der organischen Stoffe, ebenso das Schwefelquecksilber auflöst, also auch die Fällung des Schwefelquecksilbers verhindern würde, so ist hier die Anwendung des Kali's zu vermeiden.

Während also die wässrige und salpetersaure Ausziehung der verdächtigen Substanz mit allen den üblichen Reagentien geprüft zu werden pflegt, kann die ammoniakalische Ausziehung aus schon bekannten Gründen nur mit Schwefelwasserstoffgas, Schwefelwasserstoffammoniak und mit blankem Kupferblech auf Quecksilber versucht werden.

Der nachtheilige Einfluss, den organische Stoffe auf die Entdeckungen von Quecksilber ausüben, ist, wie schon aus dem Angeführten hervorgeht, so erheblich, dass bei gerichtlich-chemischen Untersuchungen nur durch die Darstellung des regulinischen Quecksilbers die Gegenwart einer Quecksilberverbindung in organischen Substanzen mit Sicherheit dargethan werden kann.

Schwefelquecksilber oder andere Quecksilber-Verbindungen, welche entweder bei den Reactionen erhalten, oder in der zu untersuchenden Substanz un-

aufgelöst vorgefunden wurden, können auf die schon erwähnte Weise, mit Soda gemischt, in einer Glasröhre vor dem Löthrohre sehr leicht reducirt werden.

Ueberall aber, wo die Menge des aufgelösten Quecksilbers in organischen Substanzen sehr klein ist, kann man sich mit Vortheil der folgenden Methode zur Entdeckung und zur Reduction derselben bedienen. Flüssige Substanzen werden erst bei gelindem Feuer bis zur breiartigen Consistenz eingedampft, und dann, wie die breiartigen Substanzen überhaupt, etwa mit dem vierten Theile ihres Gewichtes von kohlensaurem Natron gemischt. Diese Mischung muss ferner bei sehr gelindem Feuer eingetrocknet werden, um die getrocknete Masse in die Retorte schütten zu können. Trockene Substanzen mengt man mit etwa dem dritten oder vierten Theile ihres Gewichtes von kohlensaurem Natron, und schüttet das Ganze in eine Retorte. Um nun aber eine innigere Mischung solcher trockenen organischen Substanzen mit dem kohlensauren Natron zu bewirken, und gleichzeitig die Zersetzung der Quecksilberverbindung zu erleichtern, muss dem Ganzen in der Retorte so viel Wasser hinzugesetzt werden, dass das Gemenge beim Schütteln der Retorte einen Brei bildet. In allen Fällen darf die Retorte aber nur bis zu einem Drittel ihres Inhaltes angefüllt sein, weil sonst die leicht steigende und schäumende Masse übersteigen würde. Den Hals der so angefüllten Retorte bringt man mit einer passenden Vorlage mittelst eines durchbohrten Korkes, aber nicht luftdicht in Verbindung. Hierauf wird bei sehr vorsichtig und allmählig verstärktem Feuer der Inhalt der Retorte bis zum Glühen des Retortenbodens erhitzt; dabei muss aber mit der grössten Achtsamkeit das Uebersteigen der Masse in den Retortenhals verhütet werden. Gewöhnlich

kann man sich, da selten die Menge der zu untersuchenden Substanzen so bedeutend ist, hierzu einer Weingeistlampe mit doppeltem Luftzuge bedienen, welche noch den Vortheil einer leichteren und sicherern Leitung des Feuers mit ihrem Gebrauch vereinigt. Ist die Menge und daher auch die Retorte zu gross, so muss Kohlenfeuer und zwar mit Hülfe eines Sandbades dazu benutzt werden. Nach dem Erkalten muss endlich in den Destillationsprodukten das regulinische Quecksilber mit Vorsicht aufgesucht werden. Ist die Menge desselben nicht zu gering, so unterliegt die Auffindung keinen Schwierigkeiten; gewöhnlich sieht man schon in der Vorlage Quecksilberkügelchen; der grössere Theil derselben sitzt aber meist in dem Halse der Retorte. Wenn in den organischen Stoffen sehr wenig Quecksilber enthalten war, so werden in einer verhältnissmässig grösseren Menge der Destillationsprodukte wenige und kleine Quecksilberkügelchen leicht eingehüllt. Die kleinen, im empyreumatischen Oele enthaltenen Luftbläschen sind aber wiederum den Quecksilberkügelchen täuschend ähnlich. Hierdurch ist die Auffindung des regulinischen Quecksilbers sehr erschwert. In solchen Fällen enthält fast nur der Hals der Retorte das regulinische Quecksilber mit dickflüssigem Oele gemischt, und man kann den von der Retorte getrennten Hals, in ein Gefäss gestellt, mit starkem Alkohol ausspülen und reinigen. Auf dem Boden dieses Gefasses findet sich dann, nachdem das Flüssige behutsam abgegossen worden ist, meist ein unscheinbarer Bodensatz, der, mit Löschpapier hin- und herbewegt, zu grösseren, leicht zu erkennenden Quecksilberkugelchen zusammenläuft. Auch kann man den Retortenhals der Länge nach mit einer Sprengkohle spalten und die Stellen des Retortenhalses, wo man Queck-

silberkügelchen zu sehen glaubt, mit dem Finger berühren. Auf dem Finger können dann mit dem blossen Auge, oder mit der Loupe die Quecksilberkügelchen leicht erkannt werden. Ist man dennoch auf diese Weise zu keinem Resultate gekommen, so müssen die Stücke des Retortenhalses und das in der Vorlage enthaltene empyreumatische Oel, also sämmtliche Destillationsproducte, mit Salpetersäure digerirt, und die so erhaltene und filtrirte Flüssigkeit auf Quecksilber geprüft werden. Wenn aber überhaupt mit der nöthigen Umsicht gearbeitet worden ist, und dessen ungeachtet keineQuecksilberkügelchen in dem Retortenhalse gefunden worden sind, so wird auch selten in dieser salpetersauren Auflösung Quecksilber aufgefunden werden.

Kupferpräparate.

Untersuchungen auf Kupfer werden gewöhnlich dadurch veranlasst, dass Speisen jeglicher Art entweder in kupferhaltigen Gefässen aufbewahrt werden oder nach der Zubereitung in kupfernen Gefässen auch darin erkalten. Nur in den seltensten Fällen ist eine absichtliche Beimischung (z. B. im Brote, um es lockerer zu machen) zu vermuthen. Die vorzüglichsten Reagentien auf Kupferoxydverbindungen, denn nur diese werden Gegenstand der gerichtlichen Untersuchung, sind folgende:

a. Schwefelwasserstoffgas giebt sowohl in der angesäuerten, als auch in der neutralen Kupferauflösung einen schwarzbraunen Niederschlag; enthält die Flüssigkeit aber wenig Kupfer, so färbt sich die Flüssigkeit nur braun.

b. Schwefelwasserstoff-Ammoniak verhält sich ebenso. Das in beiden Fällen erhaltene

Schwefelkupfer ist weder in verdünnten Säuren, noch in Alkalien auflöslich.

c. Kali-Auflösung erzeugt in Kupferoxydauflösungen einen blauen Niederschlag (Kupferoxydhydrat), welcher durchs Kochen mit überschüssigem Kali in schwarzes Kupferoxyd verwandelt wird und dann leicht zu Boden fällt.

d. Eine Auflösung des einfach kohlensauren Kali's bewirkt einen bläulichen Niederschlag, der ebenfalls durch Kochen schwarz wird.

e. Die Auflösung des doppelt kohlensauren Kali's erzeugt einen grünlichblauen Niederschlag, der in einem Ueberschuss des Fällungsmittels zu einer klaren hellblauen Flüssigkeit aufgelöst wird.

f. Ammoniak bewirkt zuerst einen grünlichen Niederschlag, der aber durch überflüssiges Ammoniak zu einer lasurblauen Flüssigkeit leicht aufgelöst wird. Enthält die zu untersuchende Flüssigkeit wenig Kupferoxyd, so wird sie durch Ammoniak, auch wenn sie vorher farblos war, ohne zuerst einen Niederschlag wahrnehmen zu lassen, blaulich gefärbt.

g. Eine Auflösung von kohlensauren Ammoniak verhält sich fast ebenso wie Ammoniak, indessen ist der anfänglich sich zeigende Niederschlag mehr hellgrün.

h. Eine Auflösung von Kaliumeisencyanür erzeugt einen sehr charakteristischen rothbraunen Niederschlag, der in Chlorwasserstoffsäure unauflöslich ist. Freies Alkali wirkt dieser Reaction entgegen. Selbst die geringsten Spuren von Kupfer werden in breiartigen und flüssigen Stoffen, wenn sie nicht zu dunkel gefärbt sind und nicht alkalisch reagiren, noch auf Zusatz von Kaliumeisencyanür durch die rothbraune Färbung erkannt.

i. Das empfindlichste Reagens ist endlich, wenn

die zu untersuchende breiartige, oder flüssige Substanz sauer reagirt, blank polirtes Eisen, auf welches sich das Kupfer mit seiner eigenthümlich rothen Farbe niederschlägt.

Das durch Schwefelwasserstoffgas erzeugte Schwefelkupfer, wie überhaupt die Kupferoxydverbindungen (z. B. die Kupferfarben u. s. w.), können zur mehreren Ueberzeugung noch mit Soda vor dem Löthrohr behandelt und reducirt werden. In der hier erhaltenen Schlacke lassen sich dann leicht durch vorsichtiges Abschlämmen der Kohle in einem Achatmörser die kupferfarbigen metallischen Plättchen auffinden.

So sicher die aufgeführten Reagentien auch jede Spur eines Kupfergehaltes in Flüssigkeiten, denen keine organischen Stoffe beigemischt sind, nachweisen, so können dessen ungeachtet organische Substanzen, namentlich solche, welche sich unzersetzt nicht verflüchtigen lassen, wenn sie nur kleine Mengen Kupferoxyd enthalten, die Auffindung desselben sehr erschweren. Sind die organischen Stoffe dunkel gefärbt, so werden schon hierdurch die charakteristischen Farben der Kupferreactionen oft undeutlich. Gewöhnlich wirken aber die organischen Stoffe selbst mehr oder weniger auf die Reactionen verändernd ein. Schwefelwasserstoffgas, so empfindlich es auch gegen Kupferoxydverbindungen ist, zeigt geringe Mengen von Kupferoxyd in organischen Flüssigkeiten oft nicht an, meistens kann aber auch in dunkeln Flüssigkeiten der Niederschlag nicht erkannt werden, oder er setzt sich so schwer ab, dass seine Scheidung durch Filtriren fast unmöglich ist. — Kaliauflösung zu Flüssigkeiten gesetzt, welche organische Substanzen und wenig Kupferoxyd enthalten, wird bald einen blauen Niederschlag, bald nur eine bläuliche Färbung, oft sogar nicht einmal letztere bewirken. So wird

auch zuweilen durch Kochen dieser Flüssigkeit mit überschüssigem Kali in den schon erhaltenen Resultaten keine sichtbare Veränderung weiter hervorgebracht; häufiger entstehen aber doch hierdurch Niederschläge von verschiedenen Farben, gelb, braun, dunkelbraun u. s. w. Nicht bestimmter werden oft die Reactionen des Ammoniaks ausfallen, wenn mit organischen Substanzen nur geringe Antheile Kupferoxyds vermischt sind. Die dadurch hervorgebrachten Färbungen sind selten blau, meist grünlich, braun u. s. w. Am meisten bewährt sich noch das Kaliumeisencyanür, welches in nicht zu dunkel gefärbten Flüssigkeiten noch sehr kleine Mengen von Kupfer anzeigt. Selbst breiartige organische Stoffe färben sich bei geringem Kupfergehalt, wenn sie etwas sauer reagiren und Kaliumeisencyanür hinzugesetzt wird, deutlich rothbraun.

In allen den Fällen aber, in welchen die angegebenen Reagentien keine sicheren Resultate gewähren, wird noch eine polirte Messerklinge auch die geringste Spur von aufgelöstem Kupfer in organischen, selbst dunkel gefärbten Stoffen durch den kupferrothen Ueberzug nachweisen, wenn nämlich, wo es nöthig ist, die organischen Stoffe mit Wasser zu einem dünnen Brei angerührt und mit verdünnter Schwefelsäure schwach sauer gemacht worden sind, die Messerklinge aber längere Zeit, bis auf mehrere Stunden darin gestanden hat.

Die Unauflöslichkeit vieler Kupferpräparate in Wasser muss bei allen Untersuchungen von consistenterem Stoffe, wenn die anderweitigen Prüfungen keine genügenden Resultate geben, die Behandlung mit verdünnter Schwefelsäure oder Salpetersäure gebieten. Zu diesem Zwecke werden die breiartigen oder festen Substanzen mit den Säuren digerirt, die Masse darauf

mit Wasser verdünnt, das Flüssige von dem Festen möglichst klar abgeschieden und mit den Reagentien auf Kupfer geprüft. Indessen können auch hiedurch, wenn sehr kleine Mengen von Kupferoxyd in den organischen Substanzen enthalten sind, letztere nicht immer mit Sicherheit nachgewiesen werden. Empfehlenswerth ist es in solchen Fällen, versuchsweise einen Theil der zu untersuchenden organischen Substanz in einem verdeckten Tiegel bei allmählig zu verstärkendem Feuer zu verkohlen, dann den Rückstand mit Säuren zu digeriren und nun die Auflösung mit den aufgeführten Reagentien zu prüfen. Das von einigen Chemikern empfohlene Einäscherungsverfahren lässt sich sehr schwer ausführen. Man soll nämlich einen Theil der fraglichen Substanz verkohlen und darauf vollkommen einäschern, den Rückstand mit Soda vor dem Löthrohr behandeln und hierdurch, falls Kupferoxyd darin vorhanden ist, dasselbe reduciren. Folgendes Verfahren, bei welchem, wenn es mit den nöthigen Vorsichtsmaassregeln ausgeführt wird, die kleinsten Spuren von Kupferoxyd mit Sicherheit aufgefunden werden können, verdient vor Allem den Vorzug. Zu diesem Behufe werden flüssige Substanzen zu einer breiartigen Masse eingedampft, consistentere Stoffe aber mit so vielem Wasser angerührt, dass sie einen Brei bilden. Eine solche breiartige Masse muss ferner mit dem doppelten Gewicht krystallinischen Natrons gemengt, und mit diesem Gemenge ein hessischer Tiegel bis zu zwei Dritteln seines Gehaltes gefüllt werden. Der Tiegel wird allmählig, damit die Masse nicht übersteigt, bis zum Rothglühen erhitzt und $\frac{1}{4}$ Stunde der Rothglühhitze ausgesetzt. Nach dem Erkalten wird die verkohlte Masse in einem Achatmörser gepulvert und darin auf folgende Weise geschlämmt: Man nimmt

erst

erst einen Theil der gepulverten Masse, zerreibt ihn mit wenigem Wasser zu dem feinsten Pulver, setzt darauf mehr Wasser hinzu und giesst nun unter leichtem Umrühren die überstehende, mit Kohlenpulver gemischte Flüssigkeit von dem schweren Bodensatze ab. In derselben Art fährt man fort, nach und nach die ganze Masse zu behandeln und die Kohle abzuschlämmen. Auf dem Boden des Achatmörsers finden sich dann kleine glänzende kupferfarbene Schuppen von regulinischem Kupfer, welche oft sehr dünn und klein sind und leicht, wenn nicht vorsichtig gearbeitet wird, mit dem gröberen Kohlenpulver weggeschlämmt werden können. Dasselbe findet noch leichter statt, wenn das Schlämmen in Mörsern mit unebenen Boden, z. B. in Porzellanmörsern, geschieht, und dadurch die Kupfertheilchen noch mehr zerrieben worden sind. Aus demselben Grunde ist es aber auch nöthig, einestheils nicht zu wenig kohlensaures Natron anzuwenden, weil sonst in der dann schwerer fliessenden Masse das reducirte Kupfer sehr fein zertheilt bleibt, anderntheils den Tiegel längere Zeit gut rothglühen zu lassen, damit die Theilchen des reducirten Kupfers sich besser vereinigen können. Das kohlensaure Natron dringt gern in den Boden des Tiegels ein und greift die Masse desselben an. Hierdurch wird das Herausnehmen der verkohlten Masse aus dem Tiegel sehr erschwert. Diesem beugt man möglichst vor, wenn zuvor ein Theil der zu untersuchenden, noch nicht mit kohlensaurem Natron gemischten Substanz auf dem Boden des Tiegels und dann erst darauf die mit Soda gemischte Masse gelegt wird.

Bleipräparate.

Gerichtlich-chemische Untersuchungen auf Bleioxydverbindungen werden meistens veranlasst, wenn

in schlecht glasurten irdenen Gefässen, oder in sehr bleihaltigen zinnernen Geräthschaften Speisen, Getränke, besonders saure, aufbewahrt oder zubereitet worden sind, seltener wenn eine absichtlich oder durch Verwechselung zufällig herbeigeführte Vermischung von Bleipräparaten mit geniessbaren Dingen Statt gefunden hat.

Die empfindlicheren Reagentien auf Bleiverbindungen sind:

a. Schwefelwasserstoff erzeugt in Bleiauflösungen einen schwarzen Niederschlag; enthält die Flüssigkeit sehr wenig Bleioxyd, so färbt sie sich nur braun.

b. Schwefelwasserstoff-Ammoniak verhält sich eben so. Das in beiden Fällen erhaltene Schwefelblei ist weder in verdünnten Säuren, noch in Alkalien löslich.

c. Verdünnte Schwefelsäure, oder eine Auflösung von einem schwefelsauren Salze bewirkt darin einen weissen Niederschlag, der im Wasser fast unlöslich ist, aber in einer Auflösung von essigsaurem Ammoniak oder kaustischem Kali sich auflöst. Die Schwefelsäure und die schwefelsauren Salze geben fast nur mit alkalischen Erden weisse Niederschläge, welche aber von Kali nicht aufgelöst werden und sich nicht wie schwefelsaures Bleioxyd durch Befeuchtung mit Schwefelwasserstoff-Ammoniak schwarz färben. Hierdurch ist das schwefelsaure Bleioxyd sehr leicht von andern durch Schwefelsäure bewirkten Niederschlägen zu unterscheiden.

d. Eine Auflösung von Kali bewirkt einen weissen Niederschlag, der in einem verhältnissmässig grossen Ueberschuss von Kali wieder aufgelöst wird.

e. Ammoniak erzeugt einen im Ueberschuss des Fällungsmittels nicht löslichen weissen Niederschlag.

Ausgenommen hiervon ist das essigsaure Bleioxyd, welches auf Zusatz von Ammoniak erst nach langem Stehen sich zu trüben pflegt.

f. Eine Auflösung von einfach kohlensaurem Kali giebt damit einen weissen Niederschlag, der in einem Ueberschuss des Fällungsmittels nicht löslich ist.

g. Eine Auflösung von Kaliumeisencyanid giebt einen weissen Niederschlag.

Bleisalze, ebenso das Schwefelblei und die Bleioxyde sind sehr leicht dadurch zu erkennen, dass sie sich ohne Schwierigkeit mit Soda vor dem Löthrohre zu metallischen Bleikörnern reduciren lassen, wobei sich die Kohle um die Löthrohrprobe herum mit einem gelben Anfluge bedeckt. Die erhaltenen Bleikörner sind nicht spröde, lassen sich leicht zerschneiden und ausplatten.

Die meisten der im Wasser nicht auflöslichen Bleipräparate lösen sich in Salpetersäure auf. Hieraus ergiebt sich dann auch oft die Nothwendigkeit, consistentere Massen, wenn sie auf einen Bleigehalt geprüft werden sollen, mit Salpetersäure zu digeriren, und die abfiltrirte, nicht zu stark sauer reagirende Flüssigkeit mit den oben angegebenen Reagentien zu prüfen.

Schon die Leichtigkeit, mit welcher alle Bleipräparate auf der Kohle vor dem Löthrohr mit Soda reducirt werden können, ferner die characteristischen Reactionen, von denen einige fast unter jeder Bedingung durch einen Bleigehalt in Flüssigkeiten hervorgebracht werden, erleichtern die Auffindung der Bleipräparate, auch wenn organische Substanzen damit gemischt sind.

Enthalten Flüssigkeiten viel organische Substanzen und sehr wenig Bleioxyd aufgelöst, so wird zwar durch die Schwefelsäure und durch die schwefelsau-

ren Salze zuweilen kein bemerkter Niederschlag erhalten, weil schwefelsaures Bleioxyd in Wasser etwas löslich ist, überdies eine geringere Trübung in solchen Flüssigkeiten nicht so leicht erkannt werden kann. Nichtsdestoweniger werden doch andere nicht minder empfindliche Reagentien, z. B. kohlensaures Kali und Schwefelwasserstoffgas, den Verdacht auf Bleipräparate noch mehr begründen. Aus diesen und ähnlichen Flüssigkeiten, welche man unter Anderm durch Behandeln von consistentern organischen Substanzen mit Wasser oder verdünnten Säuren (Salpetersäure) erhalten hat, wird, wenn sie nöthigenfalls mit Salpetersäure angesäuert worden sind, durch einen Strom von Schwefelwasserstoffgas alles Bleioxyd als Schwefelblei gefällt werden, welches Schwefelblei aber dann gewöhnlich schwer zu Boden fällt.

Wenn der Verdacht auf eine Beimischung von Bleioxyd nur begründet zu sein scheint, mithin die verdächtigen Substanzen so wenig Bleioxyd enthalten, dass bei den Reactionen, weil davon nichts gesammelt werden kann, die Löthrohrprobe entweder gar nicht angestellt werden kann, oder doch nicht entscheidende Resultate liefert, so muss folgendes Verfahren eingeleitet werden: Man mischt nämlich die, entweder durch Eindampfen, oder durch Verdünnen mit Wasser zu einer breiartigen Masse umgewandelte, organisehe Substanz mit kohlensaurem Natron, und glüht sie darauf in einem bedeckten hessischen Schmelztiegel. Um die erhitzte Masse vor dem Uebersteigen zu bewahren, muss das Feuer im Anfange nicht zu heftig sein; auch darf das Glühen nicht zu lange fortgesetzt werden, weil sonst kleine Mengen von reducirtem Blei sich verflüchtigen würden.

Nach dem Erkalten wird die geglühte Masse in einem Achatmörser mit Wasser zerrieben und die

Kohle vorsichtig abgeschlämmt. Die schwereren, auf dem Boden des Mörsers zurückbleibenden Metallplättchen lassen sich dann leicht als regulinisches Blei erkennen.

Bleihaltige Glasuren der Töpferwaaren und anderer Geräthe werden, wenn ihre Composition von der gewöhnlichen und unschädlichen abweicht, durch gewisse Speisen, namentlich durch verdünnte Säuren, leicht angegriffen, und es wird alsdann Bleioxyd daraus aufgelöst. Die Prüfung der bleihaltigen Glasuren rücksichtlich ihrer Unschädlichkeit kann durch Kochen mit verdünntem destillirtem Essig geschehen. Nach dem Erkalten des Essigs wird derselbe mit Schwefelwasserstoffgas und andern Reagentien auf einen Bleioxydgehalt nach der oben angeführten Weise weiter geprüft.

Eine Mischung von aufgelöstem Küchensalz und Essig, welche häufig zum Auskochen solcher glasurten Gefässe vor ihrem Gebrauche mit grossem Nutzen angewendet wird, ist aber für die Prüfung weniger zu empfehlen, weil die Schwerauflöslichkeit des dabei entstehenden Chlorbleies die Anwendung anderweitiger Reagentien unsicher macht.

Antimonpräparate.

Das Antimon und die Verbindungen desselben würden kaum Gelegenheit zu gerichtlich-chemischen Untersuchungen geben, wenn nicht zuweilen eine zufällige Verwechselung der in der Medicin gebräuchlichen Antimonpräparate, namentlich des Brechweinsteins, mit andern Körpern, selten aber ein ungesetzlicher Gebrauch derselben solche Untersuchungen veranlasste.

Antimonoxyd, antimonichte und Antimonsäure werden von der Salzsäure, wenn sie mit

derselben digerirt werden, ersteres leichter, die letztern schwer aufgelöst. Von der Salpetersäure werden sie nicht aufgelöst.

Die in Wasser auflöslichen oder durch Salzsäure in der Wärme aufgelösten Antimonverbindungen geben mit den Auflösungen

der Alkalien und kohlensauren Alkalien z. B. Kali, Ammoniak, weisse Niederschläge, welche in einem Ueberschuss des angewandten Fällungsmittels nicht wieder aufgelöst werden.

Schwefelwasserstoffgas fällt aus den sauer gemachten Auflösungen der verschiedenen Antimonverbindungen das Antimon, je nach der Oxydationsstufe des in der Auflösung enthaltenen Antimonpräparates, entweder als rothes oder orangengelbes Schwefelantimon, welche beide von Schwefelalkalien, z. B. Schwefelwasserstoff - Ammoniak, sehr leicht wieder aufgelöst werden.

Schwefelwasserstoff - Ammoniak verhält sich dem vorigen gleich.

Die Auflösungen des Antimonoxyds und der beiden Säuren des Antimons in Salzsäure werden durch Wasser milchicht. Enthalten diese Auflösungen organische, nicht flüchtige Substanzen, so wird oft keine Trübung durch Wasser darin bewirkt.

Dadurch, dass alle aufgelösten Antimonverbindungen mit Schwefelwasserstoffgas rothes oder orangengelbes Schwefelantimon erzeugen, diese Schwefelantimone von Schwefel - Alkalien leicht aufgelöst werden, und selbst die Gegenwart organischer Stoffe die Wirkung des Schwefelwasserstoff - Gases nicht verhindert, ist die Auffindung derselben sehr leicht.

Das Antimonoxyd, die Antimonoxydsalze und die Säuren des Antimons können, mit Soda vor dem Löth-

rohre behandelt, zu Metall reducirt werden, welches, wenn es geschmolzen war, lange, ohne von Neuem erhitzt zu werden, einen aufsteigenden dicken Rauch entwickelt. Nach dem gänzlichen Erkalten ist jedes einzelne auf der Kohle zurückgebliebene Metallkügelchen mit kleinen Krystallen von Antimonoxyd umgeben. Sind organische Stoffe mit Antimonverbindungen vermischt, so digerirt man einen Theil derselben mit Wasser, einen andern mit Salzsäure, filtrirt die Flüssigkeit ab und prüft diese Auflösungen mit Schwefelwasserstoffgas auf die schon angegebene Weise. Enthalten organische Substanzen grössere Mengen von Antimon - Verbindungen, so können dieselben mit kohlensaurem Natron bis zum Verkohlen mit Vorsicht in einem Tiegel geglüht werden. In der verkohlten Masse lassen sich alsdann durch Schlämmen auf die schon öfter angeführte Weise Metallkügelchen auffinden, welche durch ihr Verhalten vor dem Löthrohr u. s. w. als Antimonmetall sich zu erkennen geben.

Wenn aber organische Substanzen nur geringe Quantitäten von Antimonverbindungen enthalten, so werden dieselben ebenfalls mit kohlensaurem Natron gemischt und darauf verkohlt. Die verkohlte Masse, in welcher dann gewöhnlich keine Metallkügelchen gefunden werden, muss ferner mit Salzsäure, der wenig Salpetersäure zugesetzt worden ist, digerirt, und die abfiltrirte Flüssigkeit mit Schwefelwasserstoffgas behandelt werden. Das in allen Fällen erhaltene Schwefelantimon muss aber zur Beweisführung in regulinisches Antimon verwandelt werden. Dieses geschieht leicht und sicher durch Wasserstoffgas. Zu diesem Zwecke wird ein sogenannter Kugelapparat (eine in der Mitte ein oder zwei Mal kugelförmig ausgeblasene, von beiden Seiten offene Glasröhre)

mit einem Entwicklungsapparate von trocknem Wasserstoffgase in Verbindung gebracht. Die Kugel dieser Glasröhre, in welche das vorsichtig getrocknete Schwefel-Antimon vorher geschüttet worden war, muss während des Durchströmens von trocknem Wasserstoffgase mit einer Weingeistflamme sehr langsam erhitzt werden. Die höhern Schwefelungsstufen des Antimons entwickeln hierbei zuerst Schwefel, die erste Schwefelungsstufe wird dagegen unter den gewöhnlichen Erscheinungen gleich reducirt. Zur Aufnahme des bei diesem Reductionsverfahren sich bildenden Wassers dient die zweite, in der Reductionsröhre gewöhnlich sich befindende kugelförmige Erweiterung.

Zinkpräparate.

Die immer häufiger werdende Verwendung des Zinks zu technischen und ökonomischen Zwecken, seine leichte Oxydirbarkeit, ebenso die leichte Auflöslichkeit des Zinkoxyds in verdünnten Säuren, welche chemische Wirkungen bei einer so leicht stattfindenden dauernden Berührung (Contact) mit jedem beliebigen andern Metalle noch mehr begünstigt werden, sind Ursachen genug, dass gerichtlich chemische Untersuchungen auf Zinkverbindungen jetzt häufiger, als es früher geschehen ist, vorkommen müssen. Solche Untersuchungen haben sogar angestellt werden müssen, weil man noch vor Kurzem (im Auslande), versucht hat, durch absichtlichen geringen Zusatz von Zinkvitriol das Weissbrot in seinen äussern Qualitäten zu verbessern.

Wenn nun einerseits hierdurch die Erwähnung der Zinkpräparate für unsern Zweck schon gerechtfertigt erscheint, so wird sie es noch mehr dadurch,

dass das Zink, hier der einzige Repräsentant der electropositiven Metalle, mit Rücksicht auf die regelrechte Anwendung des Schwefelwasserstoffgases, um so weniger übergangen werden durfte.

Die wichtigsten Reagentien auf Zinkoxydverbindungen sind:

a. Schwefelwasserstoffgas erzeugt in sauren Zinkoxydauflösungen keinen Niederschlag; auch aus den neutralen Auflösungen des Zinkoxyds wird letzteres unvollständig von Schwefelwasserstoffgas als Schwefelzink gefällt.

b. Schwefelwasserstoffammoniak bewirkt aber in neutralen Zinkoxydauflösungen einen weissen Niederschlag von Schwefelzink, der von überschüssigem Schwefelwasserstoffammoniak nicht aufgelöst wird. Enthält die Auflösung aber zugleich etwas Eisen, so ist das gefällte Schwefelzink nicht weiss, sondern, der Menge des gleichzeitig mitgefällten Schwefeleisens entsprechend, grau oder schwarz gefärbt.

c. Eine Auflösung von Kali, ebenso Ammoniakliquor erzeugen in Zinkoxydauflösungen einen gelatinösen weissen Niederschlag, der in einem Ueberschuss des angewandten Fällungsmittels leicht löslich ist. War aber in der Auflösung etwas Eisen enthalten, so ist der Niederschlag oft gelblich gefärbt, und es bleiben nach dem Auflosen des Niederschlages in Kali oder Ammoniak graugelbliche Flocken von oxydirtem Eisen zurück.

Besonders wichtig für die Auffindung des Zinkoxyds ist es, dass das Zinkoxyd aus einer solchen alkalischen Auflösung noch vollkommen mit Schwefelwasserstoffammoniak als Schwefelzink gefällt werden kann. Denn ein durch Schwefelwasserstoffammoniak

aus einer ammoniakalischen Flüssigkeit erhaltener weisser Niederschlag kann nur Schwefelzink sein. Das Schwefelzink erscheint hier gewöhnlich weiss, weil bei der Auflösung des Zinkoxyds in dem Ueberschuss der zur Fällung angewandten Alkalien das oxydirte Eisen fast gänzlich ungelöst zurückbleibt.

d. Eine Auflösung von einfach kohlensaurem Kali giebt mit Zinkoxydauflösungen einen weissen Niederschlag, der von einem Ueberschuss des kohlensauren Kali's nicht aufgelöst wird, aber in aufgelöstem kaustischem Kali und in Ammoniakliquor auflöslich ist. Wenn Chlorwasserstoffammoniak in einer Zinkoxydauflösung vorhanden ist, dann giebt kohlensaures Kali in der Kälte keinen Niederschlag; erst nach längerem Kochen entsteht damit ein Niederschlag.

e. Eine Auflösung von kohlensaurem Ammoniak erzeugt in Zinkauflösungen einen weissen Niederschlag, der in einem Ueberschuss von kohlensaurem Ammoniak wieder aufgelöst wird.

f. Eine Auflösung von phosphorsaurem Natron erzeugt in neutralen Zinkoxydauflösungen einen weissen Niederschlag, der sowohl von Säuren, wie von Kali und Ammoniak aufgelöst wird.

g. Eine Auflösung von Kaliumeisencyanür bringt in Zinkoxydauflösungen einen weissen gelatinösen Niederschlag hervor, der in Chlorwasserstoffsäure nicht auflöslich ist.

h. Eine Auflösung von Kaliumeisencyanid erzeugt damit einen gelbrothen Niederschlag, der in Chlorwasserstoffsäure auflöslich ist.

Ausser den genannten Reagentien können noch folgende Eigenschaften des Zinkoxyds und der Zinkoxydsalze die Auffindung der letztern sehr erleichtern. Das Zinkoxyd ist im reinen Zustande weiss, beim Erhitzen färbt es sich citronengelb, nimmt aber beim Er-

kalten seine weisse Farbe wieder an. Das Zinkoxyd löst sich selbst nach dem Glühen in Säuren leicht auf, welches die in einigen Stücken ähnliche Thonerde nicht thut. Zinkoxyd, so wie die Salze desselben mit Soda gemengt und auf der Kohle in der reducirenden Flamme des Löthrohrs behandelt, geben ein eigenthümliches blaues Licht (Zinkflamme), während die Kohle sich rings um die Probe mit Zinkoxyd (Zinkrauch) beschlägt. Werden aber das Zinkoxyd und die Zinkoxydsalze erst mit salpetersaurer Kobaltsolution angefeuchtet und darauf in der Löthrohrflamme erhitzt, so färben sie sich schön grün. Die in Wasser unauflöslichen Zinkoxydsalze lösen sich in freien Säuren leicht auf. Zu diesen sauren Auflösungen verhalten sich Kali und Ammoniak, sowie Schwefelwasserstoffammoniak, ebenso wie zu den Auflösungen der Zinksalze in Wasser.

Sind mit organischen Substanzen geringe Mengen von aufgelöstem Zinkoxyd gemischt, so wird hierdurch die Auffindung des letztern oft ungleich schwieriger gemacht. Das Verfahren, die Gegenwart des Zinkoxyds darzuthun, richtet sich dann grösstentheils nach der Beschaffenheit der zu untersuchenden Stoffe.

Ist es eine Flüssigkeit, so verfährt man, um die Gegenwart des Zinkoxyds darzuthun, am sichersten, wenn gleich zu einem Theil der Flüssigkeit Ammoniak im Ueberschuss gesetzt, und die Flüssigkeit von dem etwa entstandenen Niederschlag abfiltrirt wird. Hierauf setzt man zu dieser filtrirten Flüssigkeit Schwefelwasserstoffammoniak, welches das Zinkoxyd als Schwefelzink fällt. Ein anderer Theil der zu untersuchenden Flüssigkeit kann mit den oben aufgeführten Reagentien geprüft werden.

Breiartige und feste Substanzen können getheilt mit Wasser, oder sicherer gleich mit verdünnten

Säuren (Salpetersäure) digerirt, und das Flüssige von dem Festen abfiltrirt werden. Die abfiltrirten Flüssigkeiten müssen dann mit den obigen Reagentien und mit Ammoniak und Schwefelwasserstoffammoniak nach der oben angegebenen Weise geprüft werden.

Zuweilen, wenn wenig Zinkoxyd vorhanden ist, namentlich bei trockenen Substanzen, z. B. Weissbrot, ist es vortheilhafter, die in kleine Stücke geschnittene Substanz vorsichtig zu verkohlen, die verkohlte Masse mit verdünnter Salpetersäure zu behandeln und alsdann die abfiltrirte Auflösung nach der schon öfter angeführten Weise zu prüfen.

Noch ist zu bemerken, dass das aus organ. Flüssigkeiten, welche häufig auch Phosphorsäure enthalten, geschiedene Schwefelzink oft, entweder von Schwefeleisen (weil phosphorsaures Eisen etwas von Ammoniak aufgelöst und hernach als Schwefeleisen mitgefällt wird), oder von organischen Stoffen gefärbt erscheint. Aus diesem Grunde ist es der Sicherheit wegen nöthig, das Schwefelzink noch auf der Kohle mit Soda in der Löthrohrflamme zu behandeln, damit durch die den Zinkverbindungen angehörigen Eigenschaften der erhaltene Niederschlag als Schwefelzink noch bestimmter erkannt werden kann. Auch kann bei einer grössern Quantität des Schwefelzinks dieser von Säuren zersetzt werden, und das hierbei aufgelöste Zinkoxyd von Neuem mit Ammoniak im Ueberschuss, und später mit Schwefelwasserstoffammoniak behandelt, ebenso mit den obigen Reagentien geprüft werden.

Die Darstellung des regulinischen Zinks aus Schwefelzink mit Soda und Kohle in einem verdeckten Tiegel giebt, obgleich sie von Einigen empfohlen wird, sehr unsichere Resultate, weil es unvermeidlich ist, dass kleine

Mengen des reducirten Zinks sogleich verflüchtigt, dabei aber wiedernm oxydirt und zerstreut werden. Wie denn überhaupt schon bei der Verkohlung der festen organischen Substanzen die Reduction des Zinkoxyds und die Verflüchtigung des Zinks nur durch ein sehr moderirtes Feuer verhütet werden kann. —

Nachdem im Vorstehenden nur diejenigen metallischen Verbindungen abgehandelt worden sind, welche nicht allein wegen ihrer schädlichen Einwirkungen auf den Organismus, sondern auch bei gleichzeitiger Berücksichtigung der in Wirkung gekommenen Quantität vorzugsweise zu den sogenannten Giften gerechnet werden, und auch als solche am häufigsten vorzukommen pflegen, so folgen mit derselben Rücksicht ihres häufigen schädlichen Gebrauchs nun auch aus der Klasse der Säuren nur diejenigen, welche als heftig wirkende, wenn sie auch nicht immer zu den Giften gerechnet werden, doch häufiger Gegenstand gerichtlicher Untersuchungen werden.

Wenn auch zur Vervollständigung einer gerichtlich-chemischen Untersuchung oft nöthig ist, zu wissen: an welche Säure ein vorher schon aufgefundenes Metalloxyd gebunden gewesen ist, so würde, wenn diese weitere Ausführung einer solchen Untersuchung hier berührt werden sollte, die grössere Zahl aller Säuren in den Bereich dieser Zusammenstellung gezogen werden müssen. Dasselbe gilt auch ebenso von vielen andern Körpern, die, wenn sie auch nicht direct bei der richterlichen Untersuchung influiren, doch bei der chemischen Untersuchung, z. B. für den einzuschlagenden Gang und für die Ergebnisse derselben, oft von grossem Einfluss werden können. Wie leicht die Gegenwart gewisser Körper eine sonst sehr in die Augen fallende Reaction verändern, sogar

ganz verhindern kann, davon sind in dem Vorstehenden Beispiele genug vorhanden, und es bedarf daher hier keiner speciellen Aufstellung solcher Fälle.

Aus dem eben Gesagten ergiebt sich aber auch von selbst, dass, wie im Eingange schon erwähnt worden ist, die gerichtliche Chemie das ganze Gebiet der Chemie berührt, und dass deshalb jede weitere Ausführung einer chemischen Untersuchung, vor Allem aber eine wirklich gerichtlich-chemische Untersuchung einer Substanz, nur einem anerkannt tüchtigen und geübten Chemiker übertragen werden darf. Bevor ich nun die Säuren einzeln abhandle, erlaube ich mir, Einiges voranzuschicken, welches bei Vergiftungsfällen mit Säuren, namentlich mit der Schwefelsäure, so häufig unbeachtet bleibt, und doch zur gehörigen Würdigung des gegebenen Falles fast immer der grössten Beachtung werth ist. Es kommen nämlich bei Vergiftungsfällen mit den concentrirten mineralischen Säuren Umstände in Betracht, welche für die Entscheidung: ob in einem gegebenen Falle eine Säure schädliche, zerstörende Wirkungen ausgeübt hat, — eben so wichtig, als die chemische Untersuchung selbst, werden können. Die Nichtbeachtung derselben hat schon, wie uns Fälle bekannt sind, bei bedeutenden, sogar tödtlichen Wirkungen, welche höchst wahrscheinlich durch Schwefelsäure hervorgebracht worden waren, die gerichtlichen Untersuchungen vergeblich in die Länge gezogen, weil nachträglich der Thatbestand nicht mehr ermittelt werden konnte.

Es kommt hier namentlich in Erwägung, dass:

a. die Wirkungen der concentrirten mineralischen Säuren seltener, und dann gewöhnlich erst nach dem Verlauf einiger Zeit den Tod herbeiführen;

b. dass in den meisten Fallen zur Linderung der

Schmerzen und Verhütung der Folgen nicht sowohl verdünnende Getränke, Wasser, Milch etc., als auch sättigende, die Säure verdeckende Mittel, z. B. Seifenauflösung, alkalische Flüssigkeiten etc., gereicht werden.

c. Dass aber auch in den meisten flüssigen und festen organischen Substanzen, namentlich in den Contentis, nicht nur Salze der mineralischen Säure, sondern sogar auch einige mineralische Säuren im freien Zustande vorzukommen pflegen. Die Quantität solcher freien Säure ist aber dann so gering, dass diese nicht leicht zu Irrungen führen wird; dagegen kann die gefundene Menge des mit einer mineralischen Säure gebildeten Salzes doch zufälliger Weise so bedeutend sein, dass sie schon leicht zu unrichtigen Schlüssen Veranlassung geben könnte. Endlich:

d. dass die mineralischen Säuren nur in ihrem concentrirten Zustande lebensgefährliche Wirkungen äussern; daher ist auch weniger die Quantität der wirkenden Säure, als vielmehr ihre Concentration dabei in Betracht zu ziehen. Zur Constatirung einer Vergiftung mit Säure ist es daher nöthig, dass man nicht nur die durch die Säure bewirkten und sichtbaren Zerstörungen (Verletzungen) am Munde, in der Mundhöhle und an andern Körpertheilen genau ererforsche, sondern auch Alles herbeischaffe, was zur Entdeckung führen kann, z. B. die Ueberreste der Säure, wenigstens die Gefässe, in welchen sie aufbewahrt wurde. Die Kleidungsstücke, Wäsche (Schnupftücher), welche der Vergiftete gebrauchte, müssen untersucht werden, ob nicht Spuren der Säure, wie es gewöhnlich gefunden zu werden pflegt, darin bemerkt werden, und sind dergleichen vorgefunden, so sind auch diese, wenn es erforderlich zu sein scheint, der chemischen Prüfung zu unterwerfen.

Zuweilen werden nur Kleidungsstücke oder auch andere Gegenstände dem Chemiker zur Prüfung übergeben, wenn sie nämlich absichtlich oder zufällig durch Säuren zerstört worden sind, und richterlicher Seits das Factum ausser Zweifel gesetzt werden soll.

Das von den Kranken Ausgeworfene, überhaupt Alles, mit welchem die Säure in Berührung gekommen war, muss zur Stelle mit Lackmuspapier und einer Auflösung von irgend einem kohlensauren Alkali vorläufig geprüft werden. Eine ungewöhnlich starke Röthung des Lackmuspapiers und ein merkliches Aufbrausen, durch die Entweichung der Kohlensäure hervorgebracht, wird um so sicherer den Verdacht auf die Gegenwart einer freien Säure, und zwar in ungewöhnlicher Menge, leiten. Hierbei ist aber darauf zu achten, was der Kranke zur Linderung genossen hat, denn es ereignet sich zuweilen, dass, obschon die Säure in einem concentrirten Zustande eingewirkt hatte, durch sättigende Mittel die Säure vollkommen neutralisirt sein und so übersehen werden kann; dessen ungeachtet wird aber die chemische Untersuchung darin die durch das Sättigungsmittel entstandene Verbindung (Salz) meist nachweisen können.

Die Eigenschaft der concentrirten Säuren, dass sie bei einer längern Einwirkung auf organische Stoffe nach der Verschiedenheit der organischen Stoffe bald mehr, bald weniger selbst zersetzt werden und hierdurch ihre Auffindung erschwert wird, macht es nöthig, dass die mit dem organischen Stoffe gemischte Säure entweder sogleich oder, wenn es früher nicht geschah, doch wenigstens gleich nach geschehener Uebergabe von dem mit der Untersuchung Beauftragten mit einer bestimmten Menge Wasser, oder, wie es bei leicht eintretender Fäulniss zuweilen zweck-

mässi-

mässiger sein kann, mit gewöhnlichem Brantwein zu übergiessen. Hierdurch wird, wenn nur die Menge des Verdünnungsmittels bekannt ist, niemals für die Resultate der chemischen Untersuchung eine Unsicherheit entstehen. Eher ist dieses möglich, wenn ein die Säure sättigendes Mittel zu demselben Zwecke angewendet wird. Sollen nun organische Substanzen auf die Gegenwart von freien Säuren oder von den mit den Säuren etwa gebildeten Salzen geprüft werden, so müssen feste, in kleine Stücke gebrachte Substanzen mit Wasser ausgezogen, und breiartige damit verdünnt, das Flüssige von dem Festen durch Absetzen, oder, wo es thunlich ist, durch filtriren gesondert werden. Flüssige Substanzen können sogleich, oder, wenn es erforderlich ist, erst nach dem Absetzen oder Filtriren in nachstehender Art geprüft werden.

Zuvörderst wird Lackmuspapier, der Geschmack und eine Auflösung von kohlensaurem Kali die starke saure Reaction einer darin vorhandenen freien Säure nachweisen. Findet sich eine solche saure Reaction nicht vor, so dürfen dessen ungeachtet die später anzugebenden Prüfungen auf die Salze der mineralischen Säure nicht unterlassen werden. In jedem Falle muss aber ein Theil der Flüssigkeit auch mit Schwefelwasserstoffgas auf die früher beschriebene Weise geprüft werden, damit man sich auch von der Nichtgegenwart einer metallischen Verbindung überzeuge.

Ist man zu der Gewissheit gelangt, dass die zu untersuchende Flüssigkeit eine freie Säure in grösserer Menge enthält, so ist es aus mehrfachen Gründen zweckmässig, einen Theil der quästionirten Flüssigkeit mit gereinigtem kohlensauren Kali zu sättigen. Einestheils wird es hierdurch möglich, wenn auch nicht immer genau, doch annähernd, die Menge der Säure, welche die fragliche Substanz enthält, zu bestimmen,

wozu freilich ein eigener Versuch nöthig ist, und, wie bei allen gerichtlich-chemischen Untersuchungen, auch die zur Untersuchung gekommene Substanz schon vorher gewogen sein muss. Anderntheils kann dann, und dieses ist namentlich bei dunkel gefärbten Flüssigkeiten sehr zweckmässig, durch Filtriren und Krystallisiren des in der Flüssigkeit entstandenen Kalisalzes die gefundene Säure an Kali gebunden, in einem reinern Zustande erhalten werden; hierdurch ist es auch gestattet, alle schon angestellten Versuche noch einmal zu wiederholen, und den schon erhaltenen Resultaten noch mehr Gewissheit zu geben.

Die Schwefelsäure,

deren corrodirende, heftig wirkende Eigenschaft fast Allen bekannt ist, und deren Bedarf so vielfältig und so allgemein verbreitet ist, dass wohl schwerlich irgend eine sichernde Maassregel den Verkehr damit beschränken kann, ist es, welche häufig, aus Ermangelung anderer heftig oder giftig wirkenden Mittel, die Stelle eines Giftes vertreten soll, und dann ihre Schauder erregenden Wirkungen ausübt. Noch häufiger kommen aber solche Fälle vor, in welchen aus Unachtsamkeit Erwachsene und namentlich Kinder dieselbe zu trinken versuchen. Nicht seltener dient auch die Schwefelsäure zu boshaften Zwecken, um das Eigenthum Anderer, zuweilen auch Menschen im Gesicht und am Körper zu beschädigen. Die concentrirte Schwefelsäure unterscheidet sich in ihren äussern Eigenschaften sehr leicht von den übrigen Säuren. Gewöhnlich ist sie specifisch schwerer und erscheint dunkel gefärbt, weil sie fast alle mit ihr in Berührung kommenden organischen Substanzen gleichsam verkohlt und hierdurch gefärbt wird. Sie selbst wird bei dieser Einwirkung theilweise zersetzt und

bildet eigenthümliche Verbindungen, verschieden nach der verschiedenen Zusammensetzung der organischen Stoffe, in welchen Verbindungen sie als Schwefelsäure nicht mehr existirt und auch als solche nicht darin aufzufinden ist. Gewöhnlich ist aber ein Theil der Schwefelsäure bei solchen vorgegangenen Zersetzungen unzersetzt und frei geblieben, der dann leicht zu entdecken ist.

Die Reagentien auf Schwefelsäure und schwefelsaure Salze sind:

L a c k m u s p a p i e r wird von der concentrirten Schwefelsäure bald verkohlt, in der verdünnten Schwefelsäure wird es stark geröthet.

Die Auflösungen der k o h l e n s a u r e n Alkalien entwickeln unter starkem Aufbrausen Kohlensäure, während sie mit der Schwefelsäure schwefelsaure Salze bilden.

Eine Auflösung des s a l p e t e r s a u r e n B a r y t s oder des C h l o r b a r i u m s erzeugt mit Schwefelsäure und mit Auflösungen der schwefelsauren Salze einen w e i s s e n, in Wasser und Säure (z. B. Salpetersäure) unlöslichen Niederschlag (schwefelsauren Baryt). Mehrere anorganische und organische Säuren bilden ebenfalls mit Auflösungen von Barytsalzen weisse, in Wasser unauflösliche Niederschläge, indessen werden diese von Salpetersäure oder Salzsäure leicht aufgelöst.

Zu bemerken aber ist hierbei, dass, wenn bei dieser Prüfung entweder die Schwefelsäure zu concentrirt vorhanden, oder auch die Auflösung des Barytsalzes zu stark ist, letzterer das Auflösungsmittel (Wasser) entzogen wird, und dadurch leicht ein weisser Niederschlag von dem angewandten Barytsalze (z. B. Chlorbarium) entsteht, welcher von freien Säuren s c h w e r, aber von Wasser dann wieder leicht aufgelöst wird.

Eine Auflösung von Bleioxydsalzen giebt mit Schwefelsäure und mit aufgelösten schwefelsauren Salzen ebenfalls einen weissen Niederschlag (schwefelsaures Bleioxyd), welcher in mässig verdünnter Salpetersäure und Wasser nicht auflöslich ist. Die weissen, in Wasser unlöslichen Niederschläge, welche andere Säuren mit einer Auflösung von Bleioxydsalzen geben, werden von der Salpetersäure leicht aufgelöst.

Wenn die concentrirte Schwefelsäure längere Zeit auf organische Substanzen eingewirkt hat, und zum Theil dabei selbst zersetzt worden ist, so bleibt gewöhnlich doch noch so viel unzersetzte Schwefelsäure darin zurück, dass nach geschehener Verdünnung und Abklärung die Prüfungen mit Auflösungen der Barytsalze oder der Bleioxydsalze meist entscheidende Resultate liefern. Sollten indessen dennoch Zweifel obwalten, ob nämlich die Schwefelsäure in grösserer Menge in den zur Untersuchung gestellten Substanzen vorhanden ist, so kann man folgendermaassen verfahren:

Man koche die Flüssigkeit, welche die veränderte (zersetzte) Schwefelsäure enthält, und welche schon mit Chlorbarium geprüft worden ist, mit Chlorwasserstoffsäure. Hierbei wird durch eine neue Zersetzung wiederum Schwefelsäure gebildet, welche dann mit dem Barytsalz unlöslichen, hier zuweilen nicht ganz weiss gefärbten schwefelsauren Baryt erzeugt. Die eigenthümliche Schwere dieses Niederschlages unterscheidet sich schon hinlänglich von einem etwa dabei entstehenden flockigen Niederschlage, der von den zersetzten organischen Substanzen herrührt. Auch können diese Niederschläge durch Glühen sehr leicht unterschieden werden. Während der schwefelsaure Baryt nach dem Glühen mehr

weiss wird, färbt sich der organische Niederschlag mehr schwarz und nimmt dabei an Masse sehr ab.

Dass bei den Prüfungen mit Barytsalzen und Bleioxydsalzen in fast allen Flüssigkeiten, sogar in jedem Brunnenwasser, weisse Niederschläge (schwefelsaure Verbindungen) in geringer Menge entstehen, ebenso Lackmuspapier von vielen organischen Flüssigkeiten auch von Brunnenwasser mehr oder weniger, oft nur vorubergehend geröthet wird, glaube ich kaum noch, um Irrthümern zu begegnen, hier erwähnen zu dürfen.

Salpetersäure.

Gewöhnlich unter dem Namen Scheidewasser vom Publicum häufig zu technischen Zwecken verwendet, giebt in ähnlicher Art, wie die Schwefelsäure, nicht gar selten Veranlassung zu gerichtlich-chemischen Untersuchungen. Eine ihrer hervorstechendsten Eigenschaften ist, dass sie mit wenigen Ausnahmen alle organischen Stoffe, auf welche sie eingewirkt hat, gelb färbt. In den meisten Fällen ist sie bald nach ihrem Einwirken leicht daran zu erkennen. So färbt sie auch die Korkstöpsel der Flaschen gelb, in welchen sie aufbewahrt wurde.

Sie bildet mit allen salzfähigen Basen leicht auflösliche Salze, daher ihre Entdeckungen durch Auflösungen anderer Salze hierdurch unmöglich gemacht wird. Noch mehr wird ihre Auffindung erschwert, wenn durch organische Stoffe, wie es gewöhnlich zu sein pflegt, die Auflösungen gefärbt erscheinen. Die Salpetersäure wirkt im concentrirten Zustande auf Metalle und ebenso auf organische Substanzen, unter Entwicklung von gelbbraunen Dämpfen (Salpetergas), mit Heftigkeit ein. Selbst im verdünnten Zustande, besonders, wenn die Mischung erwärmt wird, äussert

sie noch dieselben Wirkungen. Jede Einwirkung der Salpetersäure auf oxydirbare Körper ist auch mit einer theilweisen Zersetzung dieser Säure verbunden.

Diese leichte Zersetzbarkeit der Salpetersäure, welche durch gewisse Körper herbeigeführt und sehr kenntlich gemacht werden kann, führt auch zur Entdeckung der Salpetersäure und der salpetersauren Salze. Weil aber fast alle diese Versuche nur dann sichere Resultate liefern, wenn die Flüssigkeiten, welche Salpetersäure oder salpetersaure Salze enthalten, möglichst farblos sind, so ist es hier unumgänglich nöthig, die von organischen Substanzen gefärbten Flüssigkeiten, welche des Gehalts an Salpetersäure verdächtig sind, vorher mit einer Auflösung von reinem kohlensauren Kali zu sättigen, die filtrirte Auflösung des entstandenen Salzes abzudampfen und krystallisiren zu lassen. Gefärbte Flüssigkeiten, welche salpetersaure Salze etwa schon enthalten, können gleich zur Krystallisation gebracht werden. Die erhaltenen Krystalle werden alsdann mit sehr wenigem Wasser abgespült und von Neuem in einer entsprechenden Menge Wasser aufgelöst. Ist diese Auflösung des krystallisirten Salzes noch sehr gefärbt, so muss die Krystallisation und Auflösung noch einmal wiederholt werden. Die von den Krystallen abgegossene Flüssigkeit kann, wenn überhaupt nur mit geringen Mengen gearbeitet wird, weiter abgedampft und zu den Versuchen verwendet werden, bei welchen die Färbung kein Hinderniss abgiebt. Ueberhaupt ist es bei kleinen Quantitäten von freier Salpetersäure vorzuziehen, dieselbe an Kali zu binden und dann erst die Prüfungen darauf vorzunehmen. Bei der Mehrzahl der Reagentien auf Salpetersäure ist es gleichgültig, ob diese frei, oder an Kali gebunden ist. Daher kann auch das aus den organischen Stoffen durch Sättigen und Krystallisiren

erhaltene salpetersaure Kali, wenn es nur möglichst farblos ist, dieselbe Sicherheit bei diesen Versuchen geben.

Eine Flüssigkeit, welche freie Salpetersäure enthält, verhält sich gegen Lackmuspapier und Auflösungen der kohlensauren Alkalien ähnlich wie die Schwefelsäure, nur dass hier salpetersaures Kali während des Aufbrausens gebildet wird.

Etwas Kupferfeile in die Salpetersäure haltende Flüssigkeit geschüttet, entwickelt gelbbraune Dämpfe (Salpetergas), welche auch leicht durch den Geruch zu unterscheiden sind. Sind gleichzeitig organische Substanzen in der Flüssigkeit enthalten, so darf dieselbe nur eingedampft werden, und es entwickeln sich auch ohne metallischen Zusatz die gelbbraunen Dämpfe.

Etwas reine Chlorwasserstoffsäure und wenig ächtes Blattgold zu einer farblosen Flüssigkeit gesetzt, welche Salpetersäure oder salpetersaure Salze enthält, wird die Flüssigkeit vom aufgelösten Golde gelb färben. Bei nicht vorhandener Salpetersäure bleibt das Blattgold unaufgelöst.

Zu einer Flüssigkeit etwas reine Schwefelsäure, und dann ein Eisenoxydulsalz in ganzen Krystallen, z. B. schwefelsaures Eisenoxydul, gethan, und darauf das Ganze erwärmt, färbt die Flüssigkeit, wenn sie ein salpetersaures Salz enthält, zunächst den Krystallen schwarzbraun von aufgelöstem Stickstoffoxyd. Diese dunkle Färbung theilt sich allmählig der ganzen Flüssigkeit mit, wenn viel salpetersaures Salz, dagegen ist sie weniger auffallend, wenn wenig davon vorhanden ist.

Von einer Auflösung des Indigo in Schwefelsäure zu einer Flüssigkeit, die Salpetersäure oder ein salpetersaures Salz enthält, wird so viel hinzu gesetzt, dass dieselbe eben blau gefärbt erscheint.

Hierauf mische man das Ganze mit etwas reiner Schwefelsäure und bringe es bis zum Kochen, so wird die Flüssigkeit, wenn sie wenig Salpetersäure enthält, gelb werden, oder, falls mehr Salpetersäure darin enthalten ist, die blaue Farbe ganz verlieren. Noch sicherer wird durch diese Indigoprobe die Gegenwart kleiner Mengen von salpetersauren Salzen nachgewiesen, wenn zu der Flüssigkeit vor dem Erhitzen ein wenig Chlornatrium gesetzt wird.

Salpetersaure Salze mit Kohlenpulver gemengt und in einem kleinen Porzellantiegel erhitzt, verpuffen unter Funkensprühen.

Mengt man salpetersaure Salze mit Kupferfeile, und übergiesst sie in einer Glasröhre von weissem Glase, die an einem Ende zugeschmolzen ist, mit mässig verdünnter Schwefelsäure, so entwickeln sich schon bei gewöhnlicher Temperatur gelbbraune Dämpfe. Bei ganz kleinen Mengen von salpetersauren Salzen, wie überhaupt bei allen Reactionen, bei welchen es auf Farbenveränderung der Flüssigkeiten ankommt, ist es höchst zweckmässig, sich langer und schmaler weisser Glasgefässe, wie z. B. eine Glasröhre, zu bedienen, weil die Farbenveränderung alsdann, von oben herab gesehen, viel sicherer wahrzunehmen ist.

Am untrüglichsten sind unter den hier angeführten Prüfungen diejenigen, bei welchen die Salpetersäure und ihre Salze durch Kupferfeile und Schwefelsäure, so wie durch Schwefelsäure und Eisenoxydulsalz erkannt werden. Die Erscheinungen, welche bei den übrigen Prüfungen erhalten werden, können in ähnlicher Art ausser der Salpetersäure auch durch andere Körper erzeugt werden.

Die Chlorwasserstoffsäure (Salzsäure) ist im Allgemeinen weniger als die vorhergehenden Säuren gekannt, und wird daher auch höchst selten gerichtliche Untersuchungen veranlassen. Ihre Auffindung ist auch unter allen Umständen leicht. Obgleich in organischen Substanzen geringe Mengen von Chlorwasserstoffsäure und Chlorverbindungen, z. B. Chlornatrium, häufig vorzukommen pflegen, so ist doch jede vorkommende ungewöhnliche Quantität auch durch die starke Reaction entschieden wahrzunehmen, und es bleibt dann nur, mit Berücksichtigung der oben angedeuteten Vorsichtsmaassregeln, zu entscheiden übrig, ob nicht die erhaltenen Resultate mit demselben Rechte den genossenen Dingen (Speisen, Arzneimittel), welche Chlorverbindungen in grösserer Menge enthalten konnten, zuzuschreiben sind.

Starke saure Reaction auf Lackmuspapier, Aufbrausen mit kohlensauren Alkalien hat die Chlorwasserstoffsäure mit den vorher genannten Säuren gemein. Sie erzeugt mit den Alkalien, wie überhaupt mit Basen, Chlormetalle, von denen die Mehrzahl auflöslich sind, und welche alsdann auf dieselbe Weise wie die freie Chlorwasserstoffsäure nachgewiesen werden können.

Ein mit Ammoniak befeuchteter Glasstab über die Oberfläche einer Flüssigkeit gehalten, welche Chlorwasserstoffsäure nicht zu sehr verdünnt enthält, bildet weisse Nebel. Noch mehr findet dieses statt bei einer concentrirten Säure, oder wenn die Flüssigkeit erhitzt wird. Chlormetalle im festen Zustande, ebenso concentirte Auflösungen der Chlormetalle müssen mit concentrirter Schwefelsäure übergossen, und nöthigenfalls erwärmt werden, wenn sie mit Ammoniak auf die

eben beschriebene Weise geprüft werden sollen. Sie bilden dann ebenfalls die weissen dicken Nebel.

Reine Salpetersäure in die Flüssigkeit gegossen, welche Chlorwasserstoffsäure enthält, bildet, wie wenn die Chlorwasserstoffsäure zu der Salpetersäure als Prüfungsmittel gesetzt wird, ein Auflösungsmittel für Blattgold. Ist die Flüssigkeit farblos, so wird sie, mit etwas Blattgold erwärmt, letzteres auflösen und sich dadurch gelb färben.

Dasselbe findet auch statt, wenn die Chlorverbindungen der alkalischen Grundlagen in ihren Auflösungen mit reiner Salpetersäure versetzt und darauf erwärmt mit Blattgold behandelt werden.

Werden Braunstein (Mangansuperoxyd) oder Mennige (rothes oxydirtes Blei) mit concentrirter oder verdünnter Chlorwasserstoffsäure übergossen, so wird die concentrirte Säure ohne Weiteres, dagegen die verdünnte erst durch Erwärmen, Chlorgas entwickeln, welches durch Geruch und seine sonstigen Eigenschaften sich erkennen lässt.

Chlormetalle entwickeln mit Braunstein und Mennige ebenfalls Chlorgas, wenn die Mischung mit Schwefelsäure übergossen wird.

Das sicherste Reagens auf Chlorwasserstoffsäure und auf aufgelöste Chlormetalle bleibt aber immer

eine Auflösung von salpetersaurem Silberoxyd, welches einen weissen Niederschlag von Chlorsilber erzeugt. Dieser Niederschlag erscheint in grösseren Mengen käsig, und lösst sich in verdünnter Salpetersäure nicht auf; dagegen wird er von Ammoniak aufgelösst und aus dieser Auflösung durch Säure wieder gefällt. Mit sehr wenigen Ausnahmen werden Niederschläge, welche Silberoxydauflösungen in den Auflösungen anderer Salze erzeugen, von verdünnter Salpetersäure wiederum aufgelöst, und es wird daher

eine Verwechselung mit andern Niederschlägen nicht statt haben können, besonders wenn die Resultate anderweitiger Versuche dabei in Berathung kommen.

Unter den organischen Giften, deren Anzahl freilich bei Weitem grösser ist, als die der anorganischen, sind indessen verhältnissmässig wenige, die mit Bestimmtheit durch die chemische Analyse nachgewiesen werden können. Eine grosse Zahl der organischen Gifte sind in ihren Wirkungen zwar bekannt, nichtsdestoweniger gelingt ihre isolirte Darstellung bisher entweder noch gar nicht, oder doch so unvollkommen, dass selbst ihre Eigenschaften als isolirte Körper, und daher auch ihr Verhalten gegen andere Körper noch zweifelhaft bleiben. Dahin gehören namentlich, um nur einige zu nennen: das Wurstgift, Käsegift, das Gift der Pilze etc., mehrere der wenig polarisirten Alkaloide (Pflanzenbasen); vorzugsweise alle diejenigen giftigen nähern Bestandtheile, denen keine ausgezeichnete alkalische oder saure Eigenschaften zukommen (sogen. amphotere Körper), denen aber doch, zwar oft mehr vermuthungsweise, die giftigen Eigenschaften derjenigen Vegetabilien zugeschrieben werden, aus welchen sie erhalten werden, z. B. Daphnin, Coniin, Aconitin, Solanin, Nicotin, Hyoscyamin, Fagin etc. etc. Wiederum andere üben in einer so geringen Menge ihre schädlichen Wirkungen aus, dass hierin meist mit ein Grund liegt, weshalb ihre Auffindung, (und noch dazu oft in einem Conflict so verschieden gearteter Stoffe, z. B. mit Speisen in den Contentis des Darmkanals,) von Seiten der Chemie theils gar nicht gelingt, theils nur mit wenig Sicherheit verbürgt werden kann, z. B. die giftig wirkenden Bestandtheile vieler Vegetabilien, als: Veratrin, Emetin, Strychnin, Pikrotoxin etc. — Zuweilen kommt es jedoch vor, dass Ueberreste des ge-

nossenen Giftes, z. B. unvermischte wässrige oder Weingeist haltende Aufgüsse von giftigen Vegetabilien, wenn ihr wirksamer Bestandtheil überhaupt darstellbar ist, einer chemischen Prüfung vorliegen, und dass hierdurch die Untersuchung erleichtert wird. Immer aber werden diese Untersuchungen den schwierigsten Theil der analystischen Chemie ausmachen, weil nicht nur die Darstellung des wirksamen Bestandtheils aus vegetabilischen Giften, sondern auch zugleich die vollkommenste Reinheit desselben erzielt werden muss; denn jede fremde Beimischung kann die beweisführenden Reactionen unsicher machen. Liegen aber nach einer geschehenen Vergiftung noch Ueberreste des genossenen organischen Giftes in Substanz vor Augen, dann können eine geübte pharmaceutische Waarenkunde, die Botanik, Toxicologie und die Prüfung der physiologischen Eigenschaften des vorgefundenen Giftes an Thieren gewöhnlich viel mehr Sicherheit gewähren, als es die Chemie vermag; wenn gleich letztere immer noch befragt werden muss.

Wenn nun aber verdächtige organische Substanzen, ohne alle leitenden Anzeigen auf ein bestimmtes organisches Gift, chemisch untersucht werden sollen, und anderweitige Versuche die Gegenwart metallischer Gifte schon widerlegt haben, so wird unter solchen Umständen nichts Anderes übrig bleiben, als mit den organischen Substanzen gleichzeitig mehrere Untersuchungen anzustellen, bei welchen auf dem einen oder auf dem andern Wege im Allgemeinen die Darstellung der wirksamsten Pflanzenbestandtheile, z. B. der Alkaloide etc., gewöhnlich zu gelingen pflegt; zu welchem Zwecke dann die verschiedenen bekannten Bereitungsmethoden die Regeln an die Hand geben müssen. Anleitungen zu solchen Untersuchungen, überhaupt eine Zusammenstellung der bessern

in dieser Beziehung angestellten Versuche und Untersuchungen sind in dem bekannten und trefflichen Lehrbruche der pozeilich-gerichtlichen Chemie vom Dr. *F. L. Hünefeld* nachzusehen.

Zu den organischen Giften, welche noch am sichersten durch die Chemie nachgewiesen werden können, aber auch häufig Vergiftungen veranlassen, gehören vorzugsweise die Blausäure und das Opium mit seinen Präparaten. Ich glaube daher mit der Abhandlung der oben genannten organischen Gifte diese kleine gerichtlich chemische Zusammenstellung der bekanntesten Gifte beschliessen zu können, weil ohnehin eine umfassendere Behandlung des Ganzen dem Zweck dieser Arbeit zuwider läuft.

Die Cyanwasserstoffsäure (Blausäure),

welche als Arzneimittel nur in spirituöser Auflösung gebraucht wird, aber auch in dieser Form, wie bekannt, so schnell vernichtend auf den Organismus einwirkt, ist leider dem Namen und ihrer Wirkung nach in neuerer Zeit ein zu allgemein und viel besprochener Gegenstand geworden.

Die fabrikmässige Bereitung von Verbindungen der Blausäure zu technischen Zwecken, überhaupt ihre leichte Darstellung, ferner das Vorkommen der Blausäure in vielen Pflanzenstoffen, die ihres angenehmen Geruchs und Geschmacks wegen oft in ziemlicher Menge zu Getränken, Speisen und namentlich zu Parfümerien verwendet werden, geben Gelegenheit genug, dass trotz aller polizeilichen Vorkehrungen sowohl die Blausäure, als einige der mit gleicher Heftigkeit wirkenden Pflanzenstoffe, z. B. das ätherische Bittermandelöl, nicht selten in die Hände unbefugter und leichtsinniger Personen kommt.

Der eigenthümliche, den bittern Mandeln ähn-

liche durchdringende Geruch von Blausäure würde häufiger, wie es bei Blausäure-Vergiftungen zu geschehen pflegt, und auch am sichersten den Verdacht auf Blausäure leiten, wenn diesem nicht ihre überaus leichte Flüchtigkeit entgegen wäre. Letztere kann bei dem Zutritte einer nur mässig bewegten Luft jede Spur der Blausäure dem Geruchssinne entziehen. Zuweilen führt jedoch das leere, gewöhnlich offen gebliebene Gläschen, in welchem die Blausäure vor ihrem Gebrauche aufbewahrt wurde, noch zur Entdeckung, indem die im Glase länger verweilenden Spuren durch Geruch und Reagentien noch erkannt werden können. Dahingegen bewahren diejenigen Pflanzenstoffe, welche Blausäure enthalten, den ihrer Zusammensetzung eigenthümlichen, der Blausäure ähnlichen Geruch sehr lange Zeit, nicht sowohl weil sie an sich weniger flüchtig sind, sondern auch dann noch, wenn ihnen die Blausäure chemisch entzogen worden ist. Diese Eigenschaft der blausäurehaltigen Vegetabilien kann aber auch, was der Beachtung werth ist und schon zu unangenehmen Irrungen geführt hat, bei unerwartet schnellen Todesfällen leicht den Verdacht einer Blausäure-Wirkung aufkommen lassen, wenn selbst längere Zeit vorher Speisen oder Getränke nur mit solchen Vegetabilien, aber in unschädlicher Menge bereitet, genossen waren.

Die Blausäure zersetzt sich in Vermischung mit andern organischen Stoffen sehr bald und wird von Alkalien sehr leicht gesättigt. Besonders ausgezeichnet bindet das Ammoniak die Blausäure, weil es in ähnlicher Weise, wie die Blausäure, seiner Flüchtigkeit wegen Alles zu durchdringen vermag. Es ist daher auch als das am schnellsten und am sichersten wirkende Gegengift bekannt.

Die leichte Flüchtigkeit und Zersetzbarkeit der

Blausäure gebietet aber auch, so rasch, wie es nach einer Vergiftung immer geschehen kann, die chemische Untersuchung zu beschleunigen, oder doch die Wirkungen dieser Eigenschaften, z. B. durch Sättigung, aufzuheben.

Zuvörderst muss man also bei der chemischen Untersuchung darauf bedacht sein, die mit organischen Stoffen gemischte Blausäure ungesäumt zu isoliren, und zwar durch eine zweckmässig und vorsichtig einzuleitende Destillation. Kann die Destillation, mithin also die Untersuchung, nicht so rasch vorgenommen werden, so muss man in derselben Art, wie mit vorgefundenen geringen Mengen (oft Spuren) von unvermischter Blausäure, oder wie mit ungefärbten Flüssigkeiten, welche des Gehalts an Blausäure verdächtig sind, verfahren. Man setzt nämlich bis zur schwachen alkalischen Reaction die erforderliche Menge von einer Auflösung des kaustischen Kali hinzu, damit die Säure gebunden und hierdurch vor der Zersetzung und Verflüchtigung geschützt werde. Behufs der Destillation werden nun die festen organischen Substanzen auf das zweckmässigste verkleinert und darauf mit einer hinreichenden Menge Wasser so weit vermischt, dass sie leicht in eine Retorte gebracht werden können.

Aus dem vorhin Erwähnten geht schon von selbst hervor, dass nicht immer allein der Geruch nach Blausäure auch die Destillation nöthig mache, denn die Blausäure kann absichtlich oder zufällig vollkommen von Basen gesättigt sein; ja man will sogar die Beobachtung gemacht haben, dass der Magen erst beim Zerschneiden den vorher nicht mehr wahrzunehmenden Geruch nach Blausäure wieder erhalten habe. Ist der Magen und sein Inhalt zu prüfen,

so thut man wohl, jedes für sich der Destillation und der weitern Prüfung zu unterwerfen.

Gefärbte flüssige, oder die erst mit Wasser verdünnten Substanzen werden alsdann in eine langhalsige Retorte gebracht, welche davon nur bis zu zwei Dritteln ihres Inhalts gefüllt sein darf, und mit etwas Phosphorsäure, um die etwa an Basen gebundene Blausäure wieder frei zu machen, versetzt. In die Vorlage bringt man 1 bis 2 Loth verdünnten Weingeist und 10—30 Tropfen des kaustischen Kaliliquors, von welchen die übersteigenden Blausäuredämpfe sogleich gebunden werden. Der Hals der Retorte, welcher vorher mit etwas Wasser nachgespült worden ist, muss ungefähr 2—3 Linien tief in die vorgeschlagene Flüssigkeit hineinreichen und braucht nur leicht mit der Vorlage verbunden zu werden. Hierauf wird nun die Retorte in einem Sand- oder Wasserbade allmählig und vorsichtig erhitzt, und die Vorlage kalt gehalten.

Wenn etwa ein Drittel oder nach Umständen die Hälfte des Flüssigen aus der Retorte übergegangen ist, so thut man wohl, die Vorlage mit einer andern, in der sich ebenfalls Weingeist und etwas Kaliliquor befindet, zu vertauschen, weil durch eine zu grosse Verdünnung der blausäurehaltigen Flüssigkeit die Nachweisung der Blausäure schwieriger und unsicher gemacht wird. Auch entgeht man sicherer durch die hier empfohlene Unterbrechung der Destillation mancherlei Uebelständen, z. B. dem später leichter eintretenden Uebersteigen und Spritzen der Masse ebenso dem Zurücksteigen des schon Uebergegangenen, wobei oft die Vernichtung des ganzen Apparats zu gewärtigen ist, mithin die Untersuchung nicht weiter geführt werden kann. Mit der zweiten Vorlage wird nun die Destillation bis zu Ende geführt,

d. h.

d. h. bis flüssige Substanzen fast breiartig werden, und die verdünnten breiartigen Stoffe, ohne sich aber zu zersetzen, mässig trocken erscheinen. Die erstere und letztere durch die Destillation erhaltene Flüssigkeit, welche beide von überschüssigem Kali fast immer alkalisch reagiren werden, sind nun mit den nachstehenden Reagentien, aber jede für sich, zu prüfen.

Die Prüfung einer Flüssigkeit mit Reagentien auf Blausäure bedarf noch besonderer Vorsicht, wenn die dabei zu erhaltenden Resultate jede Sicherheit gewähren sollen. Besonders müssen die dazu erforderlichen Reagentien auch in einer solchen Zusammensetzung sich befinden, in welcher sie am sichersten die charakteristischen Verbindungen mit der Blausäure einzugehen im Stande sind. Ebenso wird die Blausäure, an Kali gebunden, mit einem Kupfersalz niemals einen kirschbraunen Niederschlag geben, der nur in einer Auflösung von Cyaneisenkalium durch ein Kupferoxydsalz hervorgebracht wird, weil dieser braune Niederschlag eine Verbindung von Eisencyanür mit Kupfercyanid ist. Wenn Ersteres, die Reagentien betreffend, in einigen hierher gehörenden Schriften zuweilen oberflächlich behandelt ist, so wird ebenfalls von Letzterem gerade das Gegentheil gelehrt.

Die Blausäure, welche den meisten der übrigen Säuren an polarer Wirkung nachsteht, muss daher auch an einer starken Base, welche die Wechselwirkungen mit andern Salzauflösungen sehr begünstigt, gebunden sein, wenn es besonders auf die Darlegung ihrer eigenthümlichen Verbindungen ankömmt. Aus diesem Grunde ist es daher nöthig, dass jede Flüssigkeit, welche auf Blausäuregehalt geprüft werden soll und nicht schon, wie z. B. bei der Destillation, mit Kali alkalisch gemacht worden ist, mit einigen Tropfen einer Auflösung von kaustischem Kali bis zur schwa-

chen alkalischen Reaction versetzt werden muss. Dass ferner die zu prüfenden Flüssigkeiten, um allen Irrungen zu begegnen, farblos sein müssen, geht schon aus dem Frühern hervor.

Die wichtigsten Reagentien für die Blausäure, welche durch Kali gesättigt wurde, sind folgende:

a. Eine Auflösung von einem Eisenoxyduloxydsalz; am besten eignet sich hierzu das schwefelsaure Eisenoxydul, wenn es einige Zeit an der Luft gelegen und sich darin Eisenoxyd gebildet hat, weil nur eine Eisenoxyduloxydverbindung dem Eisencyanürcyanid (blausaures Eisenoxyduloxyd, Berlinerblau) chemisch entspricht. Von der Auflösung eines Eisenoxyduloxydsalzes muss man so lange zu einer des Blausäuregehaltes verdächtigen Flüssigkeit hinzusetzen, bis noch ein Niederschlag erfolgt. Dieser meist grünliche Niederschlag besteht, falls Blausäure vorhanden war, aus Berlinerblau und Eisenoxyduloxydhydrat; indem letzteres durch das gewöhnlich im Ueberschuss vorhandene Kali mitgefällt wird. Zu der Flüssigkeit mit dem Niederschlage setzt man hierauf verdünnte Chlorwasserstoffsäure, welche das Eisenoxyduloxydhydrat wieder auflöst, und das Eisencyanürcyanid (Berlinerblau) ungelöst zurücklässt. Ist sehr wenig Eisencyanürcyanid gebildet, dann nimmt die Flüssigkeit oft nur einen blaugrünen Schimmer an, und setzt erst nach mehreren Stunden bis Tagen den Niederschlag ab. In solchen Fällen kann man auch die ganze Flüssigkeit mit dem unmerklichen Niederschlage in einer Retorte bis zu einer geringen Menge abdampfen, um so den blauen Niederschlag deutlicher wahrnehmen zu können.

b. Eine Auflösung von schwefelsaurem Kupferoxyd zu einer Flüssigkeit gesetzt, die Cyankalium (blausaures Kali) enthält, giebt, wenn mit verdünn-

ter Chlorwasserstoffsäure das von dem etwa überschüssigen Kali gleichzeitig mitgefallte Kupferoxydhydrat wieder aufgelöst worden ist, eine milchichte Trübung, welche sich nach längerer Zeit als ein weisser Niederschlag von Kupfercyanür am Boden des Gefässes absetzt.

c. Eine Auflösung von salpetersaurem Silberoxyd ist aber nur dann anzuwenden, wenn diezu untersuchende Flüssigkeit weder Chlorwasserstoffsäure, noch Chlormetalle enthält. Sie erzeugt in mit Kali versetzten blausäurehaltigen Flüssigkeiten, wenn letztere vorher mit verdünnter reiner Salpetersäure sauer gemacht worden waren, einen weissen Niederschlag von Cyansilber, welcher in verdünnter Salpetersäure unlöslich ist, aber von Ammoniak aufgelöst wird.

Auch freie Blausäure bildet mit salpetersaurem Silberoxyd Cyansilber; war die blausäurehaltige Flüssigkeit nicht durch Destillation aus Vegetabilien enthalten, und eine hinlängliche Quantität von salpetersaurem Silberoxyd vorhanden, so verschwindet dabei der Geruch der Blausäure ganz. Dagegen behalten blausäurehaltige Flüssigkeiten, welche aus Vegetabilien mittelst Destillation erhalten wurden, den ihnen eigenthümlichen Geruch bei, obgleich ebenfalls die Blausäure aus ihnen durch salpetersaures Silberoxyd als Cyansilber gefällt wird. Wenn gleich von den drei genannten Reagentien schon jedes für sich sehr geringe Mengen von Blausäure in ihrer Verbindung mit Kali anzuzeigen vermag, so ist doch zur Beweisführung durchaus erforderlich, dass wenigstens zwei der genannten Reagentien, unter welchen aber jedesmal das Eisenoxyduloxydsalz sein muss, für die Gegenwart oder Nichtgegenwart der Blausäure sprechen, denn bei dem Conflict mit organischen Sub-

stanzen wäre es nicht unmöglich, dass die Auflösungen des Kupferoxydsalzes und namentlich des Silberoxydsalzes täuschende Niederschläge erzeugen könnten.

Opium.

Das Opium enthält ausser andern näheren Bestandtheilen einige, z. B. Morphium, Narkotin und Meconsäure, welche, auch wenn sie in geringer Menge mit andern organischen Substanzen gemischt sind, einzeln nicht nur daraus dargestellt werden können, sondern auch in ihrem reinen Zustande mit gewissen Körpern so charakteristische Erscheinungen liefern, dass hierdurch ihre Gegenwart unbezweifelt dargethan werden kann. Die Untersuchungen organischer Substanzen, welche des Inhalts an Opium verdächtig sind, müssen zunächst und hauptsächlich auf die Auffindung des Morphiums gerichtet werden. Hierbei ist also das Verfahren der Hauptsache nach dasselbe, wie es sein würde, wenn die zu prüfenden Stoffe nur Morphium enthielten. Nächstdem ist die Auffindung der Meconsäure, als Beweis, dass nicht Morphium allein, sondern Opium die Veranlassung zur Untersuchung gab, erforderlich. Seltener, besonders wenn geringe Quantitäten Opium in den der Untersuchung vorliegenden Substanzen enthalten sind, wird es gelingen, auch das Narkotin so darzustellen, dass seine Eigenschaften unbezweifelt erkannt werden können. Indessen muss doch immer darauf Rücksicht genommen werden, dass das erhaltene Morphium von der Beimischung des Narkotin frei sei, und letzteres daher auch nicht die Reactionen des Morphiums abändern kann.

Die ausgezeichnetern Eigenschaften des Morphiums, des Narkotins und ihrer Salze, ebenso die

Eigenschaften der Meconsäure, welche, sobald nur die ebengenannten Körper von allen fremden Beimischungen möglichst frei sind, vorzugsweise die Gegenwart derselben bestimmt darthun, sind folgende:

Morphium. Aus einer alkoholischen Auflösung krystallisirt es in farblosen, vierseitigen, rechtwinkligen Säulen. Aus Morphiumsalz, durch Ammoniak gefällt, bildet es krystallinische, weissliche Flocken. In der Wärme schmilzt es wie Wachs. Der Geschmack der Morphiumkrystalle ist bitter; stark bitter sind die Auflösungen des Morphiums. In kochendem Wasser ist es sehr wenig löslich; von Alkohol, besonders kochendem, wird es leichter aufgelöst; dagegen löst Aether davon nichts auf. Die Auflösungen des Morphiums reagiren auf Reactionspapiere alkalisch. Die caustischen Alkalien lösen das Morphium leicht auf, nicht aber die kohlensauren Alkalien. Concentrirte Salpetersäure färbt Morphiumkrystalle, wenn sie z. B. in einem Schälchen damit befeuchtet werden, erst gelb und dann amaranthroth.

Die Säuren lösen das Morphium sehr leicht auf, und können damit neutralisirt werden. Die Salze des Morphiums schmecken scharf bitter, sind in Wasser und Alkohol, aber nicht in Aether löslich; concentrirte Salpetersäure färbt sie, wie das Morphium, erst gelb, später amaranthroth.

Die Auflösungen der neutralen Eisenoxydsalze, namentlich des Eisenchlorids, färben die Auflösung des reinen Morphiums und der reinen Morphiumsalze schön blau, je nach dem Grade der Concentration dieser Morphium-Auflösungen mehr oder weniger tief blau. Ueberschuss an Säuren stört diese Reaction, Alkalien stellen sie wieder her. Wird die alkoholische Auflösung erhitzt, so verschwindet

ebenfalls die blaue Reaction, weil Alkohol durch Wasseraufnahme das Eisenoxyd leicht ausscheidet; ein wenig verdünnte Chlorwasserstoffsäure kann diesem entgegen wirken.

Goldauflösung giebt auch bei grosser Verdünnung der Morphiumauflösung augenblicklich eine grünlich blaue Färbung, bei grosser Concentration sogleich einen gelblichbraunen Niederschlag, der sich beim Umrühren mit grünlicher Farbe auflösst. Nach mehreren Stunden tritt vollkommene Reduction des Goldes ein.

Die Auflösung eines Silberoxydsalzes erzeugt in den Auflösungen des Morphiums und der Morphiumsalze schwaches Opalisiren der Flüssigkeit, und binnen kurzer Zeit tritt Reduction des Silbers ein.

Narkotin (Opian). Es krystallisirt in farblosen, geraden, rhombischen Säulen, zarten Nadeln, zuweilen auch in perlmutterglänzenden Schuppen; schmilzt in der Wärme leicht wie Wachs; geschmacklos in krystallinischer Form. Die alkoholischen, ätherischen und sauren Auflösungen schmecken höchst bitter. Es ist in Wasser gar nicht, schwer in Alkohol und leicht in Aether auflöslich. Reagirt in seinen Auflösungen nicht alkalisch. Concentrirte Salpetersäure färbt das reine Narkotin nur gelb, nicht roth. Säuren lösen das Narkotin leicht auf, werden aber davon nicht neutralisirt. Diese sauren Auflösungen krystallisiren nicht, und geben abgedampft eine gummiartige Masse.

Die farblose Auflösung des Narkotins in verdünnter Schwefelsäure wird beim Verdampfen auf Platinblech zuerst citronengelb, dann roth und endlich schnell schön grün, mit welcher Farbe es sich auch in Wasser auflösst. Eine Eigenschaft, die das Morphium nicht besitzt.

Alkalien lösen das Narkotin nicht auf, fällen dasselbe aber aus seinen sauren Auflösungen.

Goldauflösung giebt mit Narkotinauflösungen einen gelblichweissen, nach einiger Zeit grünlich werdenden Niederschlag, welcher von Säuren aufgelösst wird. Indessen tritt keine Reduction ein.

Die Auflösung eines Silberoxydsalzes erzeugt mit Narkotinauflösungen weder eine Trübung, noch Niederschlag, wenn nämlich das Narkotin rein ist, und die etwa damit vermischten Körper das Silberoxyd nicht schon an sich fällen.

Die Mekonsäure krystallisirt aus ihren Auflösungen in Wasser in glimmerartigen Schüppchen; schmilzt bei einer höheren Temperatur wie Wachs und sublimirt in Krystallen. Sie ist in Wasser und in Alkohol auflöslich; die Auflösungen schmecken säuerlich mit einem bittern Nachgeschmack.

Die Auflösung des Eisenchlorids oder eines Eisenoxydsalzes giebt mit einer Auflösung der Mekonsäure oder eines mekonsauren Salzes eine tief dunkelrothe Flüssigkeit, gefärbt von mekonsaurem Eisensenoxyd. Letzteres wird durch desoxydirende Körper, z. B. durch Licht, Zinnchlorür, schweflige Säure in mekonsaures Eisenoxydul umgewandelt und dadurch entfärbt. Die höhere Oxydation, und mit dieser auch die dunkelrothe Färbung der Flüssigkeit tritt wieder ein beim Stehen an der Luft und durch Salpetersäure. Die Schwefelblausäure bildet mit den Eisenoxydsalzen Schwefelcyaneisen, welches ebenfalls mit dunkelrother Farbe in Wasser auflöslich ist und überdiess in seinen äussern Eigenschaften mit dem mekonsauren Eisenoxyd sehr viel Analoges hat. Indessen ist die Unterscheidung dieser beiden Eisensalzauflösungen dadurch sehr leicht, dass Goldchlorür die Auflösung

des Schwefelcyaneisens entfärbt, aber die des mekonsauren Eisenoxyds nicht entfärbt.

Die Auflösung eines Eisenoxydsalzes erzeugt zuweilen mit den Auflösungen anderer organischen Substanzen ebenfalls eine dunkelrothe Färbung, die der ähnlichen Farbe wegen die Gegenwart von Mekonsäure vermuthen lassen könnte. Daher kann die Prüfung mit einer Auflösung des Eisenchlorids, welche bei jeder vorkommenden Opiumvergiftung mit der verdächtigen Substanz sogleich vorgenommen zu werden pflegt, um vorläufig den Verdacht mehr zu begründen, nur dann untrügliche Resultate gewähren, wenn zuvor die Mekonsäure entweder isolirt, oder einun auflösliches mekonsaures Salz dargestellt, und hiermit die Prüfung angestellt worden war.

Sollen nun consistentere Substanzen, z. B. Speisen, Contenta des Magens und des Darmkanals, der Magen u. s. w., welche des Gehalts an Opium oder Morphium verdächtig sind, chemisch untersucht werden, so müssen

a. diese zerschnitten, zerstampft, dann mit Wasser zu einem Brei angerieben und ausgesüsst werden. Die abgegossenen Flüssigkeiten werden gesammelt, und der Rückstand ausgepresst. Man vermeide aber bei diesen Vorarbeiten, eine zu grosse Menge von Wasser anzuwenden.

b. Der ausgepresste Rückstand wird von Neuem mit verdünnter Salzsäure bis zum mässigen Vorwalten derselben und etwas Wasser versetzt, 8—16 Stunden digerirt, später ausgewaschen und ausgepresst.

c. Sämmtliche bei *a.* und *b.* erhaltenen Flüssigkeiten werden in einem Wasserbade bis zur Trockne abgedampft. Ebenso werden Flüssigkeiten, welche organische Substanzen enthalten, und des Gehalts an Opium oder Morphium verdächtig

sind,

sind, mit etwas verdünnter Salzsäure versetzt und dann zur Trockne gebracht.

d. Die trockne Masse (c.) ist zweimal mit kochendem starken Weingeist zu digeriren, darauf die Auflösung zu filtriren und bis zur Syrupsconsistenz einzudampfen. Die hier auf dem Filter zurückgebliebene Masse muss zur spätern Darstellung von Mekonsäure aufbewahrt werden.

e. Die alkoholische dickflüssige Auflösung (*d.*) wird mit etwas überflüssigem Ammoniak versetzt.

Die weitere Behandlung ist nun davon abhängig, ob die Untersuchung allein auf die Auffindung von Morphium, oder zugleich auch auf die des Narkotins und der Mekonsäure, wenn nämlich Opium in der zur Untersuchung gekommenen Substanz vorhanden sein kann, gerichtet ist. Falls die Darstellung des Morphiums allein Aufgabe der Untersuchung ist, so darf die mit Ammoniak versetzte klar abgegossene alkoholische Flüssigkeit (*e.*) nur kühl gestellt werden. Es bilden sich alsdann in Zeit von 8—24 Stunden Morphiumkrystalle, welche gesammelt durch Auflösen in Weingeist und freiwilliges Verdunsten gereinigt werden müssen. Die Mutterlauge kann durch weiteres Eindampfen und Krystallisiren zur Erhaltung des noch darin gelösten Morphiums verwendet, oder in einem Wasserbade bis zur Trockne abgeraucht, die trockne Masse von Neuem in einer geringern Menge Alkohol aufgelöst und zur Krystallisation gebracht werden. In eben derselben Art muss man verfahren, wenn gleich anfangs aus der mit Ammoniak versetzten Flüssigkeit (*e.*) keine Morphiumkrystalle erhalten wurden.

Lassen aber Umstände vermuthen, dass in der fraglichen Substanz Opium vorhanden sei, so enthält in diesem Falle die alkoholische Flüssigkeit (*d.*)

ausser andern farbigen organischen Stoffen und Morphium noch Narkolin und einen Antheil der Mekonsäure, indem der grössere Theil der letztern schon in dem Rückstande bei *d.* zurückgeblieben ist. Bei der Versetzung mit Ammoniak (siehe *e.*) wurde dann das von der Salzsäure aufgelöste Morphium und Narcotin ausgeschieden. Ersteres, Morphium, bleibt dabei zum grössten Theil aufgelöst, während letzteres (Narkotin) in Alkohol weniger löslich, mehrentheils ausgeschieden wird. Um diese Stoffe isolirt darzustellen ist es am zweckmässigsten:

f. Die bei *e.* erhaltene, mit Ammoniak versetzte Flüssigkeit in einem Wasserbade wieder bis zur Trockne abzurauchen und den trocknen Rückstand zweimal mit kochendem Aether vermittelst der Digestion auszuziehen. War Narkotin vorhanden, so wird dasselbe von dem Aether aufgelöst und kann durch Krystallisiren und Wiederauflösen in Aether rein dargestellt werden.

g. Der in Aether unaufgelöst gebliebene und trocken gewordene Rückstand wird nun von Neuem zur Darstellung des Morphiums mit Alkohol, wie oben angegeben wurde, behandelt. Nach der wiederholten Ausziehung mit Alkohol muss der unauflösliche Rückstand gesammelt und zur Prüfung auf Mekonsäure zurückgestellt werden. Die Eigenschaften des Narkotins, aus einer salzsauren, überhaupt aus sauren Auflösungen nicht zu krystallisiren, ferner, durch kaustische Alkalien nicht aufgelöst zu werden, können ebenfalls dazu dienen, Morphium und Narkotin, wenn sie durch Ammoniak gefällt wurden, oder mit einander gemischt vorkommen, zu trennen.

1. Man löst das Gemenge in verdünnter Salzsäure auf, und bringt die Auflösung durch Abdam-

pfen zur Krystallisation. Das krystallisirte salzsaure Morphium wird durch Pressen zwischen Fliesspapier von der Mutterlauge, welche das Narkotin enthält, getrennt. Das Narkotin kann alsdann durch Fällen mit Ammoniak, durch Auflösen des ausgesüssten Niederschlages in Aether u. s. w. erhalten werden.

2. Man versetzt die salzsaure Auflösung des Morphiums und des Narkotins mit etwas verdünnter Kalilauge. Ein kleiner Ueberschuss von Kali löst schon das Morphium auf, während das Narkotin in käseartigen Flocken gefällt wird, alsdann aber bald von der überstehenden Flüssigkeit gesondert werden muss. Die alkalische Morphiumauflösung wird hierauf wieder mit etwas verdünnter Salzsäure (Essigsäure) neutral gemacht, wodurch das Morphium wieder ausgeschieden wird. Damit aber nicht ein Theil des Morphiums durch die etwa im Ueberschuss zugesetzte Säure verloren gehe, ist es nöthig, sehr wenig Ammoniak nach der Neutralisation noch hinzuzufügen. Das gefällte Morphium kann durch wiederholtes Auflösen in Alkohol u. s. w. gereinigt werden.

Die Darstellung der Mekonsäure anlangend, so müssen die schon bezeichneten Rückstände mit etwas überschüssigem Ammoniak und Wasser angerührt und digerirt werden. Nach der Digestion wird in der filtrirten oder doch geklärten Flüssigkeit das überschüssige Ammoniak mit Essigsäure neutralisirt, und die darin enthaltene mekonsaure Verbindung durch eine Auflösung des essigsauren Bleioxyds oder der salzsauren Kalkerde (Chlorcalcium) zersetzt. Das entstandene mekonsaure Bleioxyd oder die mekonsaure Kalkerde muss dann mit Wasser gut ausgesüsst, mit wenig verdünnter Schwefelsäure und etwas Wasser gekocht, und hierdurch zerlegt werden.

In der erkalteten und filtrirten Flüssigkeit ist jetzt die Mekonsäure frei enthalten, und wird sich nur, auch wenn sie in sehr geringer Menge vorhanden ist, durch aufgelöstes Eisenchlorid entschieden nachweisen lassen.

Mit dem bei obigem Verfahren erhaltenen Morphium und Narkotin sind ferner die weitern und sich von selbst ergebenden Prüfungen anzustellen, damit die oben angegebenen Eigenschaften und Reactionen derselben erkannt, und hierdurch alle Zweifel beseitigt werden können.

Unter mehrern vortheilhaften Methoden, geringe Mengen von Morphium, überhaupt von Opium in organischen Stoffen, aufzufinden, habe ich nach dem Vorgange Anderer, jedoch mit einigen Abänderungen, die vorstehende ausgewählt, weil sie mir nach mehrfältigen Versuchen als diejenige erschienen ist, welche sich bei gerichtlich-chemischen Untersuchungen sicher bewährt und leicht auszuführen ist, obgleich sie, wie alle ähnliche Untersuchungen, nur mit der grössten Sorgfalt und Genauigkeit ausgeführt, sichere Resultate gewähren kann.

FSC
www.fsc.org
MIX
Papier | Fördert gute Waldnutzung
FSC® C083411

Zeitfracht Medien GmbH
Ferdinand-Jühlke-Straße 7
99095 Erfurt, Deutschland
produktsicherheit@kolibri360.de